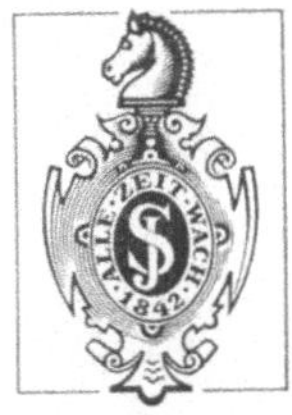
ALLE·ZEIT·WACH
1842

Anaesthesie in der Geburtshilfe

Herausgegeben von
M. Zenz und H. Weitzel

Unter Mitarbeit von
A. Brähler H. P. Diemer G. Hempelmann
G. Kuschinsky G. Lamberti H. Müller
I. Pichlmayr J. Schneider P. S. Schönhöfer
M. Stoyanov K. Strasser H. Weitzel

Mit 14 Abbildungen und 20 Tabellen

Springer-Verlag
Berlin Heidelberg New York 1981

Dr. Michael Zenz
Prof. Dr. Hans Weitzel

Institut für Anaesthesiologie und Frauenklinik der Medizinischen Hochschule Hannover, Podbielskistraße 380, 3000 Hannover 51, Krankenhaus Oststadt

Anaesthesie in der Geburtshilfe
Symposium Februar 1980 in Hannover

Der auf dem Umschlag wiedergegebene Kupferstich wurde dem „Atlas zur Geburtshilfe" – Ausgabe mit Stichen von Johann Michael Seeligmann um 1756 – entnommen.

ISBN-13: 978-3-540-11013-2 e-ISBN-13: 978-3-642-93191-8
DOI: 10.1007/978-3-642-93191-8

CIP-Kurztitelaufnahme der Deutschen Bibliothek
Anaesthesie in der Geburtshilfe: [Symposium Februar 1980 in Hannover]/hrsg. von M. Zenz u. H. Weitzel. Unter Mitarb. von A. Brähler ... – Berlin; Heidelberg; New York: Springer, 1982.

NE: Zenz, Michael [Hrsg.]; Brähler, A. [Mitverf.]

Softcover reprint of the hardcover 1st edition 1981

2119/3140-543210

Vorwort

Der vorliegende Band gibt die Beiträge eines Symposions wieder, das unter dem Thema

„Anaesthesie in der Geburtshilfe"

an der Medizinischen Hochschule Hannover abgehalten wurde. Zusätzlich wurde ein Kapitel über den diaplazentaren Transport von Analgetika aufgenommen, sowie ein Beitrag über die gerade in letzter Zeit vieldiskutierte Methode der periduralen Opiat-Analgesie. Der Wunsch nach einem solchen Büchlein kam erst während bzw. nach der Veranstaltung auf, so daß die interessante und sehr lebhafte Diskussion leider nicht festgehalten werden konnte.

Die Darstellung der einzelnen Themen erfolgt durch Pharmakologen, Anästhesisten und Geburtshelfer und räumt damit bewußt dem subjektiven Urteil der Fachkollegen ausreichend Platz ein. Als Grundlage dienen zwei Kapitel über den diaplacentaren Transport von Analgetika und Lokalanaesthetika. Die klinischen Referate behandeln neben der Allgemeinanaesthesie vor allem Techniken der Regionalanaesthesie, ein Schwerpunkt liegt hier bei der Periduralanaesthesie.

Die kritische Wertung der einzelnen Techniken soll für den Geburtshelfer und den Anästhesisten eine Entscheidungshilfe geben bei dem Bemühen, Schmerzen während der Geburt zu lindern.

M. Zenz H. Weitzel

Inhaltsverzeichnis

Mitarbeiterverzeichnis

Dr. A. Brähler, Abteilung für Anästhesiologie und Intensivmedizin des Klinikums der Justus Liebig-Universität, 6300 Gießen

Dr. H. P. Diemer, Universitätsfrauenklinik, 4000 Düsseldorf

Prof. Dr. G. Hempelmann, Abteilung für Anästhesiologie und Intensivmedizin des Klinikums der Justus Liebig-Universität, 6300 Gießen

Dr. G. Kuschinsky, Institut für Arzneimittel, Bundesgesundheitsamt, Stauffenbergstraße 13, 1000 Berlin 30

Priv. Doz. Dr. G. Lamberti, Abteilung Gynäkologie und Geburtshilfe der medizinischen Fakultät der Rheinisch-Westfälischen Technischen Hochschule Aachen, 5100 Aachen

Dr. H. Müller, Abteilung für Anästhesiologie und Intensivmedizin des Klinikums der Justus Liebig-Universität, 6300 Gießen

Prof. Dr. Ina Pichlmayr, Zentrum für Anästhesiologie der Medizinischen Hochschule, Abteilung IV Krankenhaus Oststadt, Podbielskistraße 380, 3000 Hannover 51

Prof. Dr. J. Schneider, Frauenklinik der Medizinischen Hochschule, Krankenhaus Oststadt, Podbielskistraße 380, 3000 Hannover 51

Prof. Dr. P. S. Schönhöfer, Institut für Arzneimittel, Bundesgesundheitsamt, Stauffenbergstraße 13, 1000 Berlin 30

Dr. M. Stoyanov, Abteilung für Anästhesiologie und Intensivmedizin des Klinikums der Justus Liebig-Universität, 6300 Gießen

Priv. Doz. Dr. K. Strasser, Klinik für Anästhesie und Intensivmedizin, Alfried-Krupp-Krankenanstalten, 4300 Essen

Prof. Dr. H. Weitzel, Frauenklinik der Medizinischen Hochschule, Krankenhaus Oststadt, Podbielskistraße 380, 3000 Hannover 51

Dr. M. Zenz, Zentrum für Anästhesiologie der Medizinischen Hochschule, Abteilung IV Krankenhaus Oststadt, 3000 Hannover 51

Einführung

I. PICHLMAYR

Der Wert einer guten geburtshilflichen Analgesie und Anaesthesie wird heute mit Selbstverständlichkeit anerkannt. Dies ist allerdings erst für die letzten 10 bis 20 Jahre gültig. Noch vor etwa 20 bis 30 Jahren entsprach die Atmosphäre des Kreißsaales seinem Namen.

Für diese Entwicklung waren Fortschritte in der Allgemein- und Regionalanaesthesie – ermöglicht durch neue Substanzen und bessere Techniken – ebenso bedeutsam wie neu gewonnene Erkenntnisse über die Physiologie und Pathophysiologie des Geburtsvorganges, über die Anatomie und Physiologie der während der Geburt beteiligten Schmerzleitungen sowie über die direkten und indirekten Effekte analgetischer und anaesthetisch wirksamer Substanzen auf Mutter und Kind.

Im vorliegenden Symposion-Band werden die zur Zeit besonders gebräuchlichen und empfehlenswerten Methoden der intraoperativen Schmerzlinderung bzw. Anaesthesie dargestellt. Je nach psychischer Einstellung und körperlicher Ausgangssituation der gebärenden Frau wird heute eine milde bis sehr weitgehende Schmerzdämpfung während des Geburtsvorganges erwartet, ausdrücklich gewünscht oder als medizinisch notwendig gefordert. Entsprechend weit muß somit das Spektrum der anaesthesiologischen Möglichkeiten sein.

Schmerzbekämpfung und Vermeidung von Angst sind die Hauptziele einer intrapartalen Anaesthesiologie; verbunden hiermit ist die Verhütung von Entgleisungen primär physiologischer Vorgänge, wie des Überganges der gesteigerten Atmung zur pathologischen Hyperventilation mit konsekutiver Veränderung der Blutgas- und Säurebasenwerte bei der Mutter und ungünstiger Auswirkungen für das Kind. Nachteile der Schmerzdämpfung bzw. auch der Schmerzausschaltung sind gelegentlich auftretende spezifische Nebenwirkungen oder Komplikationen der einzelnen Medikamente und Techniken mit unter Umständen schweren und weitreichenden Folgen. Um den Geburtsvorgang komplikationslos zu gestalten und die kindliche Morbidität zu senken, ist die Auswahl der für die individuelle Situation der Gebärenden geeignetsten Analgesie- bzw. Anaesthesieform entscheidend. Hilfreich hierfür ist die erstrebte und heute vielfach praktizierte enge Zusammenarbeit zwischen Gynäkologen und Anaesthesisten, die entsprechendes Wissen auch im jeweils anderen Fach erfordert.

Geburtshilfe und geburtshilfliche Anaesthesie sind stets mit der Verantwortung für zwei, in aller Regel gesunde Menschen verbunden; ernste Komplikationen sind von besonderer Tragik. Vor allem das Kind, aber auch die Mutter weisen eine erhöhte Empfindlichkeit gegenüber Störungen auf. Geburtshilfliche Anaesthesiologie erfordert damit volle Aufmerksamkeit, rasche und aktive

Handlungsweise sowie klinische Erfahrung. Nur unter diesen Voraussetzungen können und dürfen die Vorteile einer Schmerzbekämpfung in der Geburtshilfe genutzt werden.

Diaplacentarer Transport von Analgetica: Bedeutung für die Arzneimitteltherapie in der Perinatalperiode

P. S. SCHÖNHÖFER und G. KUSCHINSKY

1 Pathophysiologische Grundlagen

Der Stoffaustausch zwischen mütterlichem und fetalem Kreislauf findet sowohl transplacentar wie auch paraplacentar durch die Amnionhäute statt. Dabei ist die Placenta in der Regel für Arzneimittel keine Barriere, sondern lediglich eine diffusionserschwerende Grenzfläche. Das bedeutet, daß es zu zeitlich verzögertem Übertritt von Arzneimitteln aus der mütterlichen in die fetale Zirkulation kommen kann, aber auch insbesondere, daß die Rückverteilung von Arzneimitteln aus der fetalen Zirkulation in das mütterliche Kompartiment verzögert wird. Deshalb ist es möglich, daß nach einer einmaligen Anwendung eines Arzneimittels in dem fetalen Kompartiment für längere Zeit höhere Konzentrationen des Arzneimittels nachweisbar sind als bei der Mutter.

Stoffeigenschaften, die die transplacentare Passage im Sinne einer Erleichterung beeinflussen, sind neben der Konzentration die Lipidlöslichkeit, während ein hoher Dissoziationsgrad und eine hohe Plasmabindung den Übergang verzögern.

Arzneimittel mit hohem Molekulargewicht (z. B. Heparin) passieren die Placenta nicht, ebensowenig Arzneimittel mit sehr kurzer Halbwertszeit im mütterlichen Organismus. Von allen anderen Arzneimitteln muß ein Übergang von der mütterlichen Zirkulation in die fetalen Kompartimente (Fetus, Amnionflüssigkeit) angenommen werden. Besondere Bedingungen existieren.

1.1 Wehentätigkeit und Geburt

Während der Schwangerschaft ist sowohl das Verteilungsvolumen wie die Clearance für Arzneimittel im mütterlichen Kompartiment erhöht. Unter der Geburt bleibt das Verteilungsvolumen erhöht, die Clearance nimmt jedoch, wahrscheinlich infolge der Einschränkung der Nierenfunktion, ab (Hüter et al. 1978). Deshalb ist bei der Anwendung von Arzneimitteln unter der Geburt mit erhöhten Plasmakonzentrationen und verlängerter Verweildauer von Arzneimitteln in der mütterlichen Zirkulation zu rechnen.

1.2 Fetus

Arzneimittel werden vom Fetus renal in die Amnionflüssigkeit abgegeben, für die eine geringerer Austausch mit dem maternalen Kompartiment existiert als für die fetale Zirkulation. Der Transport von Arzneimitteln aus der Amnionflüssigkeit entspricht einer langsamen passiven paraplacentaren Diffusion. Andererseits nimmt der Fetus aber aus der Amnionflüssigkeit Stoffe wieder auf, die dem direkten placentaren Stoffaustausch zugeführt werden. Unter bestimmten Bedingungen kann deshalb die Amnionflüssigkeit eine Art „Depot" (tiefes Kompartiment) für Arzneimittel sein, das im direkten Kontakt zu der fetalen Zirkulation steht.

1.3 Fetus während der Geburt

Während der Wehentätigkeit und Geburt ist der transplacentare Stoffaustausch zwischen Fetus und mütterlicher Zirkulation eingeschränkt, so daß unter der Geburt die Rückverteilung und Elimination von Arzneimitteln aus der fetalen Zirkulation über die mütterliche Zirkulation erschwert sein kann. Dies bedeutet, daß auf diese Weise beim Neugeborenen höhere Arzneimittelkonzentrationen nachweisbar sind als in der mütterlichen Zirkulation.

1.4 Neugeborenes

Die Leber des Neugeborenen besitzt für die ersten vier bis sechs Wochen eine verminderte Fähigkeit zum Abbau und zur Elimination von Arzneimitteln. Bei fehlender zeitlicher Anpassung der Dosierungsintervalle an die beim Fetus verlängerten Halbwertszeiten können deshalb auch bei einer Dosisanpassung eine Akkumulation und toxische Wirkungen ausgelöst werden.

Als Besonderheit des Neugeborenen (und Fetus) hat auch zu gelten, daß Grenzflächen innerhalb der fetalen Kompartimente wie die Blut-Hirnschranke noch nicht voll ausgebildet sind. Dies bedeutet vor allem für Arzneimittel mit Konzentrationsdifferenzen zwischen Zirkulation und zentralem Nervensystem beim Erwachsenen, daß diese Arzneimittel beim Neugeborenen in wesentlich niedrigerer Konzentration eine volle bzw. toxische Wirkung entfalten können.

Aufgrund dieser Besonderheiten ergeben sich für die Anwendung von Arzneimitteln bei der Mutter in der Prä- und Perinatalperiode besondere Folgewirkungen für den Fetus bzw. das Neugeborene.

2 Kleine Analgetica

Als kleine Analgetica werden die Substanzen Acetylsalicylsäure, Phenacetin/Paracetamol, Pyrazolonderivate wie Metamizol, Propyphenazon oder Phenazon und einige nichtsteroidale Antirheumatica, für die dieses Anwendungsgebiet beansprucht wird, bezeichnet. Die Grundlage für die schmerzhemmende Wirkung dieser Substanzen ist die Hemmung der Prostaglandinsynthese in zahlreichen Körpergeweben, die die erwünschten analgetischen, antipyretischen und antirheumatischen sowie unerwünschte Wirkungen z. B. seitens des Gastrointestinaltraktes erklärt (Schönhöfer 1977).

Direkte Indikationen für diese Substanzen in der Prä- und Perinatalperiode zur Schmerzstillung werden im allgemeinen nicht angegeben, jedoch finden diese Substanzen unter den Anwendungsansprüchen wie Wehenhemmung oder Spasmolyse allein oder in Kombinationsarzneimitteln vielfach Anwendung.

2.1 Anwendung als Wehenhemmer

Prostaglandine, vornehmlich die des F- und E-Typs, spielen bei der Kontraktion der glatten Muskulatur des Uterus eine Rolle. Störungen in der Freisetzung von Prostaglandinen werden mit Zuständen vorzeitiger Wehenaktivität oder der EPH-Gestose in Verbindung gebracht. Aufgrund dieser pathophysiologischen Bedingungen ist es möglich, neben der bekannten Wehenhemmung durch Betasympathomimetica auch Hemmstoffe der Prostaglandinsynthese wie Acetylsalicylsäure oder Indometacin therapeutisch mit dem Ziel der Wehenhemmung einzusetzen (Wolff et al. 1981). Dabei ist aber zu bedenken, daß Prostaglandinsynthetasehemmstoffe die Constriction des Ductus arteriosus und der Pulmonalarterien auslösen können. Dies wurde sowohl im Tierexperiment wie beim Menschen beobachtet (Goudi und Dosseter 1980, Manchester et al. 1976, Sharpe et al. 1977).

Nach der Behandlung mit Indometacin zur Wehenhemmung sind mehrere Fälle von primärer pulmonarer Hypertonie beschrieben worden, die durch intrauterinen vorzeitigen Verschluß des Ductus arteriosus hervorgerufen wurden und in mehreren Fällen tödlich verliefen. Deshalb erscheint heute die Anwendung von Prostaglandinsynthetasehemmstoffen zur Wehenhemmung im Hinblick auf das Risiko fetaler und neonataler Komplikationen seitens des Pulmonalkreislaufes nicht mehr vertretbar.

2.2 Anwendung zur „Spasmolyse“

In der Vorstellung, daß Spasmolytica die Cervixerweichung in der Präpartalperiode begünstigen können, werden Kombinationsarzneimittel angewendet, deren wirksame Bestandteile u. a. Pyrazolon-Derivate wie Metamizol und Propyphenazon sind (z. B. Baralgin, Spasmo-Cibalgin, Buscopan comp. u. a.). Diese Substanzen sind Analgetica vom Typ der Prostaglandinsynthetase-Hemmstoffe und bergen deshalb die systemischen wie substanzspezifischen Risiken, die ihre Anwendung in der Prä- und Perinatalperiode fraglich erscheinen lassen.

2.3 Risiken der Prostaglandinsynthetasehemmstoffe

In der Prä- und Perinatalperiode besteht für alle Prostaglandinsynthetasehemmstoffe das Risiko des vorzeitigen Verschlusses des Ductus arteriosus mit einer resultierenden primären pulmonalen Hypertonie des Neugeborenen. Darüber hinaus beeinflussen Prostaglandinsynthetasehemmstoffe die Blutgerinnung im Sinne einer Thrombocytenaggregationshemmung, so daß die Gefahr von Blutungen in der Nachgeburtsperiode erhöht ist. Zusätzlich führen diese Substanzen zu einer Hemmung der Nierenfunktion mit einer Verminderung der glomerulären Filtrationsrate, der Nierendurchblutung und der Clearance (Schönhöfer 1977, Patak et al. 1975). Die einzelnen Substanzen bieten dabei noch zusätzliche Risiken:

2.3.1 Acetylsalicylsäure

Acetylsalicylsäure tritt schnell in den fetalen Kreislauf über und erreicht die gleichen Konzentrationen wie in der mütterlichen Zirkulation. Nach einer einmaligen Gabe von Acetylsalicylsäure konnten 2,3% der Dosis im Urin des Neugeborenen nachgewiesen werden. Die Eliminationshalbwertszeit von Acetylsalicylsäure beträgt bei Neugeborenen 4,5 bis 11,5 h, die Elimination geschieht unter Umwandlung in Glycin und Glucuronisierung (Levy und Garrettson 1974).

Das besondere Risiko der Acetylsalicylsäure besteht auch darin, daß nach einer einmaligen Gabe die Synthese des aggregationsfördernden TXA_2 im Thrombocyten für die Lebensdauer des Thrombocyten durch Acetylierung blockiert ist. Das bedeutet, daß nach einmaliger Gabe von Acetylsalicylsäure die Aggregationsfähigkeit der Thrombocyten bis zu 10 Tagen beeinträchtigt ist. Daraus resultiert ein besonderes Risiko von verstärkten Blutungen bei Mutter und Neugeborenem.

Der Verdacht, daß die gelegentliche Einnahme von Acetylsalicylsäure zur Verminderung des Geburtsgewichtes und zu einem erhöhten Risiko perinataler Todesfälle führt, hat sich in der epidemiologischen Studie von Shapiro (Shapiro et al. 1976) nicht bestätigen lassen. Desgleichen wurde der Verdacht einer teratogenen Wirkung, der aufgrund tierexperimenteller Befunde und retrospektiver Studien am Menschen erhoben wurde, nicht bestätigt (Slone et al. 1976, Turner u. Collins 1975).

2.3.2 Phenacetin/Paracetamol

Phenacetin wird im mütterlichen Organismus schnell und fast vollständig in Paracetamol umgewandelt, so daß für den diaplacentaren Übergang auf den Fetus bei den üblichen Dosen nur Paracetamol in Frage kommt. Diese Bedingung erklärt, warum bei der Anwendung von Phenacetin bei der Mutter bisher keine Fälle von neonataler Methämoglobinämie berichtet wurden, obgleich Phenacetin besonders das fetale Hämoglobin in Methämoglobin umwandelt. Da jedoch Phenacetin/Paracetamol die Prostaglandinsynthese im Bindegewebe gering beeinflußt, gibt es für diese Substanzen auch hinsichtlich der Indikationen Wehenhemmung und „Spasmolyse" keine Begründung.

2.3.3 Pyrazolon-Derivate (Metamizol, Propyphenazon, Phenazon)

Diese Arzneimittel werden in der Regel in Kombinationen angewendet, für die eine Wirksamkeit als Spasmolyticum beansprucht wird. Diese Substanzen sind schwache Hemmstoffe der Prostaglandinsynthetase, können aber aufgrund dieses Wirkungsmechanismus prinzipiell gleiche Wirkungen wie andere Synthetasehemmstoffe ausüben. Darüber hinaus besteht ein besonderes Risiko bei diesen Substanzen darin, daß sie Schockzustände und einen Blutdruckabfall auslösen können, der zu einer kritischen Hypoxie des Fetus führen kann. Dabei ist es unklar, ob dieses Schocksyndrom auf allergischen Reaktionen beruht, oder andere pathophysiologische Mechanismen wie Hemmwirkungen auf den Kreislauf regulierende Prostaglandine eine Rolle spielen. Dieses besondere Risiko der Pyrazolonderivate wird verstärkt durch die Tatsache, daß diese Substanzen zusätzlich knochenmarksschädigende Wirkungen (Agranulocytose) haben.

2.4 Schlußfolgerungen

Da bei den üblichen analgetischen Dosen von z. B. Acetylsalicylsäure während der Schwangerschaft einige erhöhte Risiken nachweisbar sind, sollte der Einsatz dieser Substanzen in der Prä- und Perinatalperiode auch wegen des Risikos des vorzeitigen Schlusses des Ductus arteriosus und des Risikos der prostaglandinabhängigen Nachblutungen und der substanzspezifischen Risiken wie z. B. Agranulocytose und Schock bei Pyrazolonderivaten unterbleiben.

3 Opioidanalgetica

Die Opioide sind Substanzen, die spezifische Receptoren im zentralen Nervensystem, im Rückenmark und im Darm stimulieren (Opiatreceptoren). Diese Substanzen besitzen deshalb ein identisches Muster von erwünschten und unerwünschten Wirkungen:

Erwünschte Wirkungen

Erwünschte Schmerzhemmung durch Hemmung der Schmerzempfindung, nicht der Schmerzwahrnehmung.
Antitussive Wirkung.

Unerwünschte Wirkungen

Depression der Atmung, initiale emetische Wirkungen, Sedation und Benommenheit, Veränderung der Stimmungslage (Euphorie/Dysphorie), Beeinflussung von zentralen vegetativen Regulationen (zentrale Vagostimulationen), spastische Kontraktion der glatten Muskulatur (Darm, Gallenwege, ableitende Harnwege).

Für die prä- und perinatale Anwendung zur Schmerzbekämpfung unter der Geburt sind die Atemdepression des Neugeborenen und die zentral dämpfenden Wirkungen von Bedeutung, die sich in Verschlechterung der Apgarwerte sowie in einer veränderten Wachheit (Trinkverhalten, Reaktionen auf äußere Reize) während der ersten Lebenstage äußern können. Diese Beeinflussung des Neugeborenen beruht auf der Verteilung der Opioide von der mütterlichen Zirkulation auf den Fetus und sind in Stärke sowie Dauer durch die pharmakokinetischen Eigenschaften des Opioids beim Neugeborenen bestimmt. Aufgrund dieser Bedingungen lassen sich Vor- und Nachteile der einzelnen Opioide bei der Anwendung unter der Geburt definieren.

3.1 Pethidin

Pethidin ist das am häufigsten in der Geburtshilfe verwendete Opioid. Obgleich in äquieffektiver analgetischer Dosierung (80 bis 100 mg Pethidin entsprechend 10 mg Morphin) wenig Unterschiede hinsichtlich der atemdepressiven Wirkung bestehen, ist aber eine geringere spasmogene Wirkung auf die glatte Muskulatur nachweisbar.

3.1.1 Wirkungen von Pethidin

Die analgetische Wirkung von Pethidin bei subcutaner oder intramusculärer Applikation setzt innerhalb von 10 min ein und erreicht das Maximum nach 1 h. Die atemdepressive Wirkung hat ebenfalls nach 1 h ihr Maximum und normalisiert sich nach 2 bis 3 h. Jedoch ist eine deutliche Hemmwirkung auch nach 4 bis 5 h beim Erwachsenen noch nachweisbar. Wie andere Opioide besitzt Pethidin keinen direkten Einfluß auf das Myokard, führt aber zu einer geringen Verminderung des peripheren Widerstandes.

Die glatte Muskulatur des schwangeren Uterus wird durch Pethidin nicht stimuliert, so daß weder die Frequenz der Wehen noch der Geburtsverlauf durch Pethidin beeinflußt werden. Jedoch kann bei Stimulation des Uterus mit Oxytocin eine Beeinflussung von Tonus, Frequenz und Intensität der Kontraktionen in Richtung auf eine Verstärkung beobachtet werden. Die postpartale Kontraktion und Involution des Uterus sowie die Incidenz von Blutungen in der Nachgeburtsperiode werden nicht beeinflußt.

3.1.2 Pharmakokinetik von Pethidin

Pethidin wird bei der oralen Aufnahme zu einem hohen Anteil durch einen „First pass-Metabolismus" in der Leber abgebaut, so daß die sinnvolle Anwendungsform die subcutane/intramusculäre oder intravenöse Form ist. Pethidin wird zu 60 bis 70% an Plasmaeiweißkörper gebunden, die Eliminationshalbwertszeit beträgt 2 bis 4 h. Der Abbau von Pethidin erfolgt in der Leber durch Hydrolyse und Konjugation. Pethidin kann durch Demethylierung in Norpethidin übergeführt werden, das neben zentral dämpfenden auch zentral erregende Eigenschaften besitzt. Deshalb können durch erhöhte Norpethidinspiegel bei Intoxikationen oder Nierenversagen neben dem zentral dämpfenden morphinartigen Vergiftungsbild Phänomene der zentralen Erregung (z. B. Convulsionen) das Bild beherrschen.

Pethidin zeichnet sich durch einen schnellen diaplacentaren Übergang aus. Innerhalb der ersten Stunde nach der Applikation bei der Mutter findet sich im Nabelschnurblut des Neugeborenen 75 bis 90% des Blutspiegels im mütterlichen Organismus (Caldwell et al. 1977, Cooper et al. 1977). Andererseits wird der Apgarwert jedoch in der Regel nicht beeinträchtigt, wenn die Geburt innerhalb der ersten Stunde nach der Anwendung von Pethidin erfolgt (Shnider und

Moya 1964, Morrison et al. 1976). Diese Zeitdifferenz ist ein Zeichen für die Zeitabhängigkeit der Verteilungsprozesse von Pethidin zwischen der mütterlichen Zirkulation, der fetalen Zirkulation und dem fetalen Zentralnervensystem.

Mit wachsendem Zeitunterschied zwischen der Applikation bei der Mutter und der Geburt kommt es für bis zu 5 h zu einem Anstieg der Pethidinkonzentration im Nabelschnurblut, so daß innerhalb 2,5 bis 3 h nach der Anwendung bei der Mutter die Konzentrationen im fetalen Blut höher liegen als in dem der Mutter (Caldwell et al. 1977). Dies beruht auf der Tatsache, daß beim Neugeborenen die Elimination von Pethidin wesentlich langsamer erfolgt (HWZ 10 bis 45 h; Durchschnitt 23 h) als bei der Mutter (HWZ 2,8 h) (Caldwell et al. 1977). Die Blutkonzentration von Norpethidin steigt bei Neugeborenen kontinuierlich bis zu einem Maximum von 24 bis 36 h nach der Geburt an. Der Abfall erfolgt dann monoexponential mit einer HWZ von 20 bis 36 h (Morselli und Rovei 1980).

3.1.3 Unerwünschte Wirkungen von Pethidin beim Neugeborenen

Aufgrund der unterschiedlichen Eliminationsverhältnisse zwischen dem mütterlichen Organismus und dem des Neugeborenen kommt es beim Neugeborenen zu einer wesentlich länger anhaltenden Wirkung der zentral sedierenden Komponenten von Pethidin. Dies äußert sich in einer Hemmung der Atmung für bis zu 48 h nach der Geburt sowie in weniger offenkundigen Wirkungen auf die Nahrungsaufnahme und Wachheit (Brice et al. 1979, Hodgkinson et al. 1978, Wiener et al. 1977, Bonta et al. 1979). Diese Effekte können sowohl auf der direkten Wirkung von Pethidin wie auch auf der Bildung des Metaboliten Norpethidin beruhen. Die Bedeutung dieser langanhaltenden zentralen Dämpfung für die Entwicklung des Neugeborenen ist derzeit noch nicht zu bewerten.

3.1.4 Arzneimittelinteraktionen

Die atemdepressive Wirkung von Pethidin wird sowohl bei der Mutter wie beim Neugeborenen durch die gleichzeitige Gabe anderer zentral dämpfender Arzneimittel verstärkt. Vor allem die Kombination zwischen Pethidin und Phenobarbital erscheint gefährlich, da Phenobarbital durch Induktion der Arzneimittel-abbauenden Enzyme die Rate der Bildung des toxischen Metaboliten Norpethidin erhöht. Auch gering zentral sedierende Psychopharmaka vom Typ der Neuroleptica oder tricyclische Antidepressiva verstärken die atemdepressive Wirkung von Pethidin, während in Gegenwart von MAO-Hemmstoffen delirante, zentral erregte Zustände mit Hyperpyrexie und Convulsionen bei gleichzeitiger Atemdepression auftreten können.

Durch Verdrängung aus der Plasmaeiweißbindung verstärkt Pethidin die Wirkung von Lokalanaesthetica wie Bupivacain in toxische Bereiche (Ghoneim und Pandya 1974).

3.2 Andere Opioide

Andere Opioide sind hinsichtlich der pharmakokinetischen Eigenschaften bei der Anwendung in der Geburtshilfe weniger untersucht worden. Der Kenntnisstand läßt sich wie folgt kurz charakterisieren:

3.2.1 Morphin

Morphin besitzt, wie Pentazocin, eine atemdepressive Wirkung, aber zusätzlich eine stärkere spasmogene Wirkung an der glatten Muskulatur, die sich in einer Beeinflussung von Tonus, Frequenz und Intensität der Wehentätigkeit äußern kann. Deshalb besitzt Morphin gegenüber Pethidin Nachteile bei der Anwendung in der Geburtshilfe.

3.2.2 Pentazocin

Pentazocin entspricht in Halbwertszeit, Plasmabindung und anderen pharmakokinetischen Parametern Pethidin. In äquipotenter Dosierung ist die Wirkung auf die Atmung der des Morphins vergleichbar, in höherer Dosierung überwiegen morphinantagonistische Eigenschaften, so daß sowohl Schmerzstillung wie Atemdepression bei einer Dosissteigerung im Vergleich zu Morphin abnehmen. Da Pentazocin darüber hinaus über eine Erhöhung des Widerstandes im peripheren und pulmonalen Kreislauf die Herzarbeit erhöht, erscheint es für die Anwendung in der Geburtshilfe ohne Vorteil. Aufgrund der opioidantagonistischen Eigenschaften können als Zeichen der zentralen Stimulation halluzinatorische Nebenwirkungen auftreten. Die pharmakokinetischen Verhältnisse bei der Anwendung in der Geburtshilfe sind wenig untersucht.

3.2.3 Tilidin

Tilidin wird im Stoffwechsel in einen aktiven Metaboliten umgewandelt. Diese Verzögerung im Wirkungseintritt, die Anreicherung des Metaboliten und dessen lange Halbwertszeit sind für die Anwendung in der Geburtshilfe ohne Vorteil. Die Zeichen einer zentralen Erregung wie Halluzination und Verkennungen können auftreten. Die pharmakokinetischen Eigenschaften hinsichtlich der diaplacentaren Passage und der Pharmakokinetik bei Mutter und Kind sind wenig untersucht.

3.2.4 Methadon

Methadon besitzt die gleichen Eigenschaften wie Morphin, zeichnet sich jedoch durch eine lange Eliminationshalbwertszeit (HWZ 18 bis 97 h) aus. Diese lange Halbwertszeit trifft auch für das Neugeborene zu, deshalb kommt es bei einer Methadonbehandlung der Mutter (Methadon-Maintenance über 20 mg pro Tag) zum Auftreten von Entzugssyndromen beim Neugeborenen nach 10 bis 32 Tagen (Rothstein u. Gould 1974).

3.3 Neuere Opioide

Neuere Opioide mit geringeren zentral dämpfenden Eigenschaften (Tramadol, Nefopam) oder opioidantagonistischen Eigenschaften (Buprenorphin) sind derzeit zu wenig hinsichtlich pharmakokinetischer Kriterien untersucht worden, um eine Bewertung beim Einsatz in der Geburtshilfe abgeben zu können. Sicher ist es aber als Nachteil zu bewerten, wenn die atemdepressorischen Wirkungen eines

Opioids (Buprenorphin) nur teilweise durch Naloxon zu antagonisieren sind, so daß zur Aufhebung der Atemdepression zentral stimulierende Substanzen wie Doxapram zusätzlich gegeben werden müssen.

4 Opioidantagonisten

Die atemdepressorische Wirkung der Opioide kann durch die Anwendung von Opioidantagonisten aufgehoben werden, wenn die Zeichen der Atemdepression beim Neugeborenen dies erforderlich machen. Naloxon wird dem Neugeborenen intramusculär oder durch die Nabelschnurvene zugeführt (10 µg/kg). Da Naloxon leicht von der mütterlichen in die fetale Zirkulation übertritt, führt auch die intravenöse Gabe bei der Mutter unmittelbar vor der Geburt (0,4 – 0,8 mg) zu einer Aufhebung bzw. Verminderung der Atemdepression beim Neugeborenen. Bei der letzteren Anwendungsform ist aber zu bedenken, daß sich die opiatantagonistische Wirkung bei der Mutter auch in Form der Abschwächung der schmerzstillenden Wirkung von Pethidin dokumentiert. Deshalb sind auch fixe Kombinationen von Pethidin mit Levallorphan hinsichtlich der Schmerzstillung bei der Mutter kritisch bzw. ablehnend zu bewerten.

Im Gegensatz zum Erwachsenen ist die Halbwertszeit von Naloxon beim Neugeborenen auch erhöht (Neugeborenes: HWZ 3 h; Erwachsener: HWZ 1,0 – 1,5 h). Daraus kann ein Wiedereintreten einer Pethidin-bedingten Atemdepression beim Neugeborenen nach Abklingen der Wirkung von Naloxon resultieren, da die Halbwertszeit von Pethidin beim Neugeborenen wesentlich länger ist als die von Naloxon.

Andere Symptome der zentralen Dämpfung beim Neugeborenen (Trinkschwäche, reduzierter Wachheitsgrad), die noch 12 – 24 h nach der Gabe von Pethidin an die Mutter nachweisbar sind, werden wahrscheinlich nur für die ersten 2 h durch die einmalige Gabe von Naloxon an die Mutter 15 min vor der Geburt beeinflußt (Hodgkinson et al. 1978). Andererseits berichten Bonta et al. (1979), daß nach intramusculärer Gabe von 20 µg/kg Naloxon die Zeichen der zentralen Dämpfung für 12 – 24 h nach der Gabe im Sinne der Besserung beeinflußt wurden.

Bei Opioidabhängigkeit der Mutter darf Naloxon beim Neugeborenen nicht eingesetzt werden, da dadurch ein Entzugssyndrom induziert wird, das sich in Abhängigkeit von der Opiatdosis der Mutter in mehr oder weniger ausgeprägter Symptomatik (Unruhe, Erregung, Zittern, schrilles Schreien, Krampfanfälle, Trinkschwäche, Erbrechen, Tachypnoe, Diarrhöen) äußert. Werden Opioide mit langer Halbwertszeit wie Methadon von opioidabhängigen Müttern verwendet, dann treten entsprechend der verlängerten Halbwertszeit beim Neugeborenen diese Zeichen oft erst 10 – 30 Tage nach der Geburt auf (Rothstein u. Gould 1974).

4.1 Schlußfolgerungen

Opioide gehen leicht von der mütterlichen in die fetale Zirkulation über und bewirken beim Neugeborenen typische Opioidwirkungen wie eine Atemdepression und eine zentrale Dämpfung. Im Gegensatz zum mütterlichen Organismus sind die Halbwertszeit und die Wirkungsdauer der Opioide beim Neugeborenen verlängert. Deshalb ist die Gabe von Opioiden zur Schmerzstillung bei der Mutter mit dem Risiko der zentralen Depression beim Neugeborenen behaftet. Die Dosis sollte in Abstimmung mit der Mutter auf die Mindestdosierung limitiert werden.

Die akuten Zeichen der Opioidwirkung wie die Atemdepression können durch die Gabe von Opioidantagonisten wie Naloxon aufgehoben werden. Die Dosierung und die Dosierungsintervalle richten sich nach der Schwere der Atemdepression. Andere Zeichen der zentralen Dämpfung nach einer Opioidgabe an die Mutter, die sich postpartal an diskreten Verhaltensstörungen des Neugeborenen über längere Zeit nachweisen lassen, sind wahrscheinlich durch die Naloxongabe weniger bzw. nur kurzzeitig zu beeinflussen.

Pethidin erscheint im Vergleich zu anderen Opioiden für die Anwendung präpartal besser geeignet, weil

- für diese Substanz aufgrund häufiger Anwendung genauere Kenntnisse über die Verteilung zwischen fetaler und maternaler Zirkulation vorliegen,
- diese Substanz im Gegensatz zu anderen Opioiden eine geringere spasmogene Wirkung an der glatten Muskulatur besitzt.

5 Zusammenfassung

Entsprechend dem intensiven Stoffaustausch zwischen maternaler und fetaler Zirkulation gehen auch Arzneimittel von der Mutter auf den Fetus über. Ausnahmen sind nur wenige Arzneimittel, die aufgrund ihres schnellen Metabolismus im mütterlichen Organismus die fetale Zirkulation nicht erreichen oder aufgrund ihres hohen Molekulargewichtes die Placenta nicht durchdringen. Die präpartale Gabe von Arzneimitteln an die Mutter ist durch die Besonderheit gekennzeichnet, daß das Neugeborene infolge seiner geringeren Kapazität zur Metabolisierung und Elimination von Arzneimitteln unerwünschte Effekte intensiver und über längere Zeit zeigen kann.

Zur Schmerzstillung werden üblicherweise die „kleinen Analgetica“ (Acetylsalicylsäure, Paracetamol, Pyrazolonderivate) und bei starken Schmerzen Opioide angewendet. Hinsichtlich der Präpartalperiode sind folgende Besonderheiten zu berücksichtigen:

- Für die kleinen Analgetica wird im allgemeinen keine Indikation zur Anwendung vor der Geburt bei der Mutter anerkannt. Unter anderen Indikationsangaben tauchen diese Substanzen jedoch nicht auf: Acetylsalicylsäure wird unter der Indikationsangabe „Wehenhemmung“ angewendet, andere Analgetica, insbesondere Pyrazolonderivate, tauchen in Kombinationsarzneimitteln mit der Indikationsangabe „Spasmolyse“ auf. Aufgrund der Tatsache, daß

Prostaglandinsynthetasehemmstoffe über die Hemmung der Prostaglandinbildung im Neugeborenen zu einem vorzeitigen Verschluß des Ductus arteriosus führen können, muß aber diese Anwendung als kontraindiziert bewertet werden, da Fälle von primärer pulmonaler Hypertonie beim Neugeborenen infolge eines intrauterinen Verschlusses des Ductus arteriosus bei diesen Substanzen beobachtet wurden. Darüber hinaus sind pyrazolonhaltige Arzneimittel besonders kritisch zu bewerten, da sie gehäuft neben einer Agranulocytose zu Schockzuständen führen können, die über den Blutdruckabfall bei der Mutter zu einer Hypoxie des Fetus führen.

- Opioide sind zur Schmerzstillung unter der Geburt geeignet, führen jedoch bei präpartaler Gabe an die Mutter zu einer Atemdepression und anderen Zeichen der zentralen Dämpfung beim Neugeborenen. Die akuten Zeichen der Atemdepression lassen sich durch die Gabe von Opioidantagonisten an die Mutter oder – besser – direkt an das Neugeborene beherrschen. Unter den Opioiden besitzt Pethidin einen besonderen Vorteil, da es aufgrund seiner geringeren spasmogenen Wirkung an der glatten Muskulatur weniger mit dem Geburtsverlauf interferiert. Deshalb besteht für Pethidin die meiste Kenntnis hinsichtlich der Anwendung in der Präpartalperiode bei der Mutter.

6 Literatur

Bonta BW, Gagliardi JV, Williams V, Warshaw JB (1979) Naloxone reversal of mild neurobehavioral depression in normal newborn infants after routine obstetric analgesia. J Pediat 94:102

Brice JEH, Moreland TA, Walker CHM (1979) Effects of pethidine and its antagonists on the newborn. Arch Dis Childh 54:356

Caldwell J, Wakile LA, Notarianni LJ, Smith RL, Lieberman BA, Jeffs J, Coy Y, Beard RW (1977) Transplancental passage and neonatal elimination of pethidine given to mothers in childbirth. Br J Clin Pharmacol 4:715P

Cooper LV, Stephen GW, Aggett PJA (1977) Elimination of pethidine and bupivacaine in the newborn. Arch Dis Childh 52:638

Ghoneim MM, Pandya H (1974) Plasma protein binding of bupivacaine and its interaction with other drugs in man. Br J Anaest 46:435

Goudi BM, Dosseter JFB (1980) Effect on the fetus of indomethacin given to suppress labour. Lancet II: 1187

Hodgkinson R, Bhatt M, Grewal G, Marx GF (1978) Neonatal neurobehavior in the first 48 hours of life: effect of the administration of meperidine with and without naloxone in the mother. Pediatrics 62 (3):294

Hüter J, Meyer-Menk W, Hüter S (1978) Placental passage of analgetics. J. perinat Med 6:223

Kuhnert BR, Kuhnert PM, Tu L Ann-Sheng, Lin DCK (1979) Meperidine and normeperidine levels following meperidine administration during labour. Am J Obstet Gynecol 133:909

Levy G, Garrettson LK (1974) Kinetics of salicylate elimination by newborn infants of mothers who ingested Aspirin before delivery. Pediatrics 53:201

Manchester D, Margolis HS, Sheldon RE (1976) Possible association between maternal indomethacin therapy and primary pulmonary hypertension of the newborn. Am J Obstet Gynecol 126:467

Morrison JC, Whybriew WD, Rosser SI, Bucovaz ET, Wiser WL, Fish SA (1976) Metabolites of meperidine in the fetal and maternal serum. Am J Obstet Gynecol 126:997

Morselli PL, Rovei V (1980) Placental transfer of pethidine and norpethidine and their pharmacokinetics in the newborn. Eur J Clin Pharmacol 18:25

Patak RV, Mookerjee BK, Bertzel CJ, Hysert PE, Babej M, Lee JB (1975) Antagonism of the effects of furosemide by indomethacin in normal and hypertensive man. Prostaglandins 10:649

Rothstein P, Gould JB (1974) Born with a habit. Pediat Clin N Amer 21:307

Schönhöfer PS (1977) Wirkungsweise der Antirheumatika aus der Sicht des klinischen Pharmakologen. Therapiewoche 27:5568, 32

Shapiro S, Monson RR, Kaufman DW, Siskind V, Heinonen OP, Slone D (1976b) Perinatal mortality and birth weight in relation to aspirin taken during pregnancy. Lancet II: 1375

Sharpe GL, Krous HF, Altshuler GP (1977) Fetal brain damage and stillbirth following maternal ingestion of indomethacin and salicylate. Pediat Res 11:421

Shnider SM, Moya F (1964) Effects of meperidine on the newborn infant. Am J Obstet and Gynecol 89:1009

Slone D, Siskind V, Heinonen OP, Monson RR, Kaufman DW, Shapiro S (1976) Aspirin and congenital malformations. Lancet I: 1373

Turner G, Collins E (1975) Fetal effects of regular salicylate ingestion in pregnancy. Lancet II:338

Wiener PC, Hogg MIJ, Rosen M (1977) Effects of naloxone on pethidine-induced neonatal depression. Br Med J II:228

Wolff F, Berg R, Bolte A (1981) Klinische Untersuchungen zur wehenhemmenden Wirkung der Acetylsalicylsäure (ASS) und ihrer Nebenwirkungen. Geburtsh Frauenheilk 41:96

Diaplacentarer Transport von Lokalanaesthetica

H. WEITZEL

1 Pharmakophysiologie der Placenta

Die Anwendung von Medikamenten an der Schwangeren kann durch die Möglichkeit eines Übergangs auf die Placenta und den Fetus zu Nebenwirkungen am Fetus und Neugeborenen führen. Die Placenta nimmt in bezug auf einen maternofetalen Übertritt von Medikamenten die Zentralstellung ein.

Dieses Organ ist verantwortlich für den Stoffwechsel, die Homöostase und die Endokrinologie des Fetus und der Schwangerschaft. Die Placenta dient also als fetale Lunge, Niere, Leber und Darm. Darüber hinaus ist sie zwischen Mutter und Fetus die einzige Barriere, die Medikamente aus dem mütterlichen Kreislauf überwinden können oder müssen. Der Medikamententransfer – hier der Transfer von Lokalanaesthetica – ist abhängig von drei Größen, der mütterlichen Zirkulation, der fetalen Zirkulation und den Eigenschaften des Lokalanaestheticums.

1.1 Uteroplacentare Zirkulation

Die nutritive Funktion der Placenta wird durch die Hämodynamik von der mütterlichen Seite her aufrechterhalten. Das Blut strömt mit einem Druck von ca. 35 – 55 mm Hg in den intervillösen Raum, wo ein Druck von etwa 10 mm Hg herrscht. Das mütterliche Blut umspült dabei die fetalen Zotten mit ihren Capillaren und wird von dort über venöse Kanäle wieder abgeleitet. Hier ist der Ort der Nährstoffabgabe und der Ort eines möglichen Übertritts von Pharmaka.

Eine Limitierung der Passage von Lokalanaesthetica aus der mütterlichen Zirkulation in die fetale Zirkulation ist durch zwei Mechanismen möglich; nämlich der Reduzierung des Druckgefälles auf der mütterlichen Seite oder der Shuntbildung zwischen dem arteriellen und dem venösen Schenkel des mütterlichen Gefäßsystems (Abb. 1; Tabelle 1) (Ralston u. Shnider 1978).

Die Reduzierung der Zirkulation ist durch Druckabfall auf der mütterlichen Seite oder durch Druckanstieg im intervillösen Raum denkbar. Derartige systemische Druckabfälle sind bekannt bei der maternalen Hypotension oder dem Vena-cava-Syndrom. Druckanstiege im intervillösen Raum können durch uterine Kontraktionen ausgelöst werden, wenn der Wehendruck von 20 mm Hg überschritten wird. Oberhalb 40 mm Hg erlischt die intervillöse Perfusion (Bonica 1972). Auch eine Nabelschnurkompression verhindert eine Medikamentenpassage von der Mutter zum Fetus.

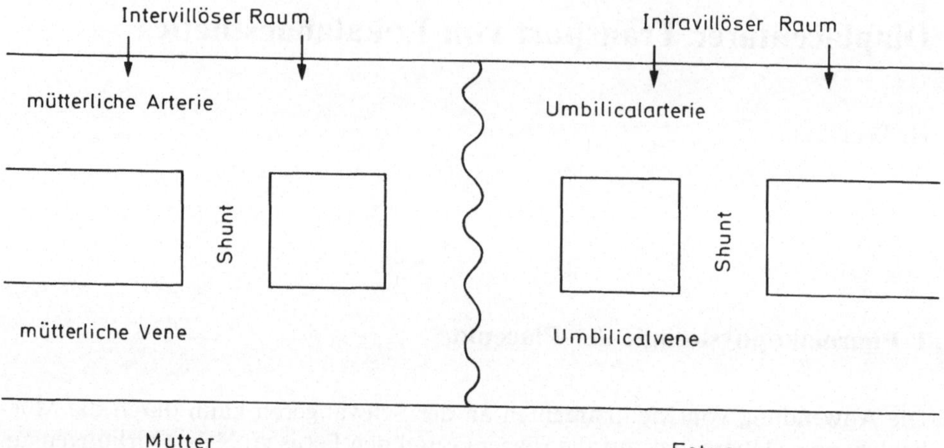

Abb. 1. Schematische Darstellung des uterinen und placentaren Blutstromes

Tabelle 1. Lidocainkonzentration im Uterus- und Nabelschnurvenenblut. (Nach Shnider u. Way 1968)

Lidocainkonzentration µg/ml		$\frac{\text{Umbilicalvenenkonzentration}}{\text{Uterine Venenkonzentration}} \times 100$ in %
Uterine Vene	Umbilicalvene	
2,5	1,7	68
3,2	1,0	31,4
2,5	1,3	52
1,6	0,7	43,7
3,7	1,2	29,6
Mittelwert		
2,7	1,2	45

1.2 Fetale Zirkulation

Zielorgane für die möglichen Nebenwirkungen von Lokalanaesthetica am Fetus sind das Zentralnervensystem und das Herz. Die Nebenwirkungen sind abhängig vom fetalen Kreislauf und damit vom Verteilungsgrad, der Gewebsaufnahme, der Metabolisierung und der Ausscheidung im Fetus. Das im Fetus aufgenommene Lokalanaestheticum wird über die Umbilicalvene zu 85% der fetalen Leber zugeführt. Nur 15% gehen direkt in die V. cava und dann zum fetalen Herzen. Zusätzlich werden Verdünnungseffekte durch Mischungen des Umbilicalvenenblutes mit dem zuströmenden Blut aus dem Intestinum, in geringerem Grade auch aus der fetalen Lunge, wirksam (Bonica 1972).

Durch den Fetalkreislauf gelangt das mit der V. cava inferior zuströmende Blut in etwa gleichen Konzentrationen in den rechten und linken Ventrikel.

Durch das offene Foramen ovale erfolgt ein Durchtritt. Vom Herz gelangen Medikamente auch in unveränderter Konzentration in das fetale Gehirn. Zudem weisen das fetale Herz und Gehirn eine besonders bevorzugte arterielle Perfusion auf. Mit der relativ guten Blutversorgung findet auch eine relativ hohe Konzentrierung der Lokalanaesthetica in diesem Bereich statt. In die übrigen parenchymatösen Organe (Leber, Nieren) gelangen über den arteriellen Abfluß vergleichsweise niedrige Konzentrationen.

1.3 Placentatransfer

Es ist vielfach bewiesen, daß Lokalanaesthetica nach Anwendung von Regionalanaesthesien bei der Mutter den Fetus erreichen können. Dieser Transfer findet über die placentaren Membranen statt. Der Mechanismus des Transfer ist die einfache Diffusion (Ralston u. Shnider 1978). Der Transfer ist beeinflußbar durch den Konzentrationsgradienten im mütterlichen und fetalen Kreislauf, den Dissoziationsgrad, die Lipidlöslichkeit des Anaestheticums und das Molekulargewicht. Hohe Konzentrationsgradienten oder hohe Lipidlöslichkeit fördern den Transfer. Hohes Molekulargewicht, hoher Dissoziationsgrad oder starke Proteinbindung wirken sich dagegen hemmend auf den Transfer aus (Tabelle 2).

Bei den in der geburtshilflichen Anaesthesie gebräuchlichen Medikamenten sind die Nebenwirkungen und die Placentadurchgängigkeit der Substanzen weitgehend bekannt. Bei der überwiegenden Zahl der unerwünschten Nebenwirkungen werden diese mit 98% beim Fetus beobachtet (Hüter et al. 1978). Die Nebenwirkungen sind von der Schnelligkeit des Transfer her bestimmt. Der diaplacentare Übertritt erfolgt in den meisten Fällen sehr schnell, d. h. innerhalb von wenigen Minuten. Die Art der Nebenwirkungen ist abhängig von der pharmakologischen Substanz und entspricht einem generellen Prinzip. In den meisten Fällen bewirken zentral wirksame Anaesthetica dosisabhängig eine fetale Atemdepression. Die Spitzenkonzentrationen werden nach 15 – 30 min in der fetalen Zirkulation erreicht.

Bei den Lokalanaesthetica ist das Verhältnis der fetomaternalen Konzentration am höchsten bei Prilocain (Tabelle 3) und am niedrigsten bei Bupivacain.

Tabelle 2. Biochemische Eigenschaften der Lokalanaesthetica in Relation zum transplacentaren Übergang

Eigenschaft	Transplacentarer Übergang
Hohe Proteinbindung	–
Hohe Lipidlöslichkeit	+
Großer Konzentrationsgradient	+
Hohes Molekulargewicht	–
Hoher Ionisationsgrad	–

\+ fördert
– hemmt

Tabelle 3. Konzentrationen von Lokalanaesthetica im mütterlichen und fetalen Blut nach lokaler Anwendung bei der Mutter. (Nach Ralston u. Shnider 1978)

Bezeichnung	Applikation	Fetomaternales Konzentrationsverhältnis
Bupivacain	Epidural	0,31
	Paracervical	0,31
	Pudendal	0,25
Etidocain	Epidural	0,33
Lidocain	Intravenös	0,55
	Epidural	0,57
	Paracervical	0,58
	Paracervical/pudendal	0,52
	Pudendal	0,44
Mepivacain	Epidural	0,69
	Paracervical	0,79
Prilocain	Epidural	1,20

Im Gegensatz zu anderen Lokalanaesthetica kann nach Anwendung von 2-Chlor-procain (Nesacain) kein Übertritt festgestellt werden. Dies liegt daran, daß es im Blut aufgrund des schnellen Abbaus durch die Butyrylcholinesterase zur Bildung nichttoxischer Spaltprodukte kommt. Nur diese nichttoxischen Anteile von 2-Chlor-procain erreichen die fetale Zirkulation (Foldes et al. 1965).

2 Transportmechanismen

Die Lokalanaesthetica sind also in unterschiedlichem Ausmaß in der Lage, die Placentaschranke zu passieren. Sie dringen in die fetale Zirkulation ein und sind dort nachweisbar. Bromage u. Robson (1961) haben schon vor etwa 20 Jahren nachgewiesen, daß von Lidocain bei unterschiedlichen Anwendungsformen auch in der Nabelschnur meßbare Konzentrationen vorzufinden waren.

Im Grunde ist der transplacentare Übertritt nicht überraschend. Die Placentaschranke stellt eine Lipidmembran dar. Der Übertritt über diese Schranke erfolgt durch einfache Diffusion. Das Ausmaß des Übertritts ist abhängig von den physikochemischen Eigenschaften des Lokalanaestheticums und von den Eigenschaften der trennenden Membran zwischen mütterlicher und fetaler Zirkulation. In einer Studie von Shnider u. Way (1968) ergab sich nach intravenöser Anwendung von Lidocain ein Konzentrationsgefälle zwischen mütterlichem und fetalem Gefäßsystem, wobei 45% der maternalen Konzentration in der Uterusvene auch in der Umbilicalvene nachgewiesen werden konnten (s. a. Abb. 1; Tabelle 1).

Über den Zusammenhang zwischen uteroplacentarer Durchblutung und Aufnahme der Lokalanaesthetica in den fetalen Kreislauf liegen bis heute keine eindeutigen Ergebnisse vor (Ralston u. Shnider 1978). Man muß jedoch vermuten, daß die Transferrate bei hämodynamischer Veränderung limitiert sein kann. Klinisch ist dies beim sog. Vena-cava-Syndrom zu beobachten. Das gleiche gilt für eine Nabelschnurkompression.

2.1 Biochemische Grundlagen

Hauptverantwortlich für den diaplacentaren Übertritt sind die biochemischen Eigenschaften der Lokalanaesthetica (s. a. Tabelle 2). Je stärker sich die in der Zirkulation befindlichen Lokalanaesthetica an Serum- oder Gewebsprotein binden, um so geringer ist initial der transplacentare Übertritt. Andererseits je größer die Lipidlöslichkeit der Lokalanaesthetica ist, um so stärker tritt das Pharmakon infolge des Lipidgehaltes der trennenden Membran in den fetalen Kreislauf über. Die größte Bedeutung kommt der Bindung der Lokalanaesthetica an die Plasmaproteine in bezug auf die placentare Transferrate zu. Eine Bindung an die Plasmaproteine behindert den Transfer. Die Bindung erfolgt sowohl an die Plasmaproteine als auch in geringem Ausmaß an die Erythrocyten. Die Bindung an die Erythrocyten kann aber bei der praktischen Betrachtung dieses Problems vernachlässigt werden. Nur die freien Basen der Lokalanaesthetica stehen für den „Grenzübertritt“ zur Verfügung.

Die Diffusion ungebundener Lokalanaesthetica – und nur diese können durch die Placentamembran diffundieren – ist aber nicht nur von der Plasmabindung und dem Dissoziationsgrad abhängig. Ebenso ist die Konzentration im mütterlichen Blut im Vergleich zum fetalen Blut entscheidend. Je höher das Konzentrationsgefälle, um so leichter ist die Diffusion. Die Spitzenkonzentration im Fetus ist dabei um so größer, je besser der Injektionsort vascularisiert ist oder nach akzidenteller intravasaler Injektion, weil damit auch höhere mütterliche Konzentrationen in einem kurzen Zeitraum errreicht werden.

Epidurale, pudendale und paracervicale Injektionen führen zu nahezu gleich schneller Resorption in die mütterliche Zirkulation. Nach Caudalanaesthesie werden dagegen nach Anwendung unterschiedlicher Lokalanaesthetica höhere Blutkonzentrationen in der Mutter und im Fetus auf Grund der lokal stärkeren Vascularisation feststellbar. Klinisch ist diese Beobachtung jedoch ohne Konsequenz (Ralston u. Shnider 1978).

Zusatz von vasoconstrictorischen Substanzen reduziert dagegen die Durchblutung am Ort der Injektion und damit auch die Resorption. Aber nur für bestimmte Anaesthetica, wie z. B. Lidocain und Mepivacain, nicht dagegen für Prilocain, Bupivacain oder Epidocain ist dieser Effekt feststellbar. Möglicherweise hängt dies mit der Lipidlöslichkeit der Anaesthetica zusammen, die sich im epiduralen Fettgewebe verteilen.

Die Proteinbindung ist vom Typ des Lokalanaestheticums abhängig. Wir kennen zwei Typen von Lokalanaesthetica, die sich lediglich in ihrer Bindung zwischen einem lipophilen und einem hydrophilen Anteil unterscheiden, die Amidtypen einerseits und die Estertypen andererseits. Ein Beispiel für eine Amidbindung ist das Lidocain (s. a. Tabelle 1), wo eine lipophile aromatische Ringgruppe mit einer tertiären hydrophilen Aminogruppe verbunden ist.

Ein charakteristisches Beispiel für eine Esterbindung ist das Procain. Hier kommt die Bindung durch eine Veresterung zustande.

Die chemischen Unterschiede führen auch zu biologisch unterschiedlichem Verhalten. Die Estertypen werden schon im Plasma durch Hydrolyse schnell metabolisiert. Es stehen dazu Plasmaesterasen (Procain) und Leberesterasen (Procain, Tetracain) zur Verfügung. Wahrscheinlich sind die Placentaesterasen nicht in der Lage, Lokalanaesthetica zu verstoffwechseln (Ralston u. Shnider 1978). Durch die schnelle Metabolisierung erscheinen die estertypischen Lokalanaesthetica kaum oder nur in niedrigen Konzentrationen im fetalen Kreislauf. Die Amidtypen werden ausschließlich in der Leber metabolisiert und mit einer relativ langen Halbwertszeit (Lidocain z. B. 90 min) eliminiert. Diese lange Halbwertszeit ist aber in erster Linie die Folge der enormen Verteilung der Lokalanaesthetica im Gewebe und damit vom Rückstrom aus dem Gewebe mit abhängig.

Bei einer einzigen Passage durch die Leber werden 70% des Lokalanaestheticums abgebaut. Aber nur ein kleiner Teil erreicht überhaupt die Leber. Daher ist der Konzentrationsabfall im Plasma auch relativ gering und die Gefahr der Akkumulierung bei Nachinjektionen relativ hoch.

Der Abbau in der fetalen Leber ist abhängig von der Leberdurchblutung, die beim Fetus zwischen 8 und 92% schwanken kann (Rudolph et al. 1971). Die Kapazität der fetalen Leber, Lokalanaesthetica zu metabolisieren, ist unbekannt.

Da ein beträchtlicher Anteil des von der Placenta kommenden Blutes dem fetalen Gehirn direkt zugeführt wird, können hier unter bestimmten Voraussetzungen toxische Dosen erreicht werden (Ralston u. Shnider 1978). Besonders bei mangelentwickelten Kindern ist die Blut-Hirn-Schranke schwach ausgebildet. Daher ist hier die Gefahr einer cerebralen Intoxikation sehr groß.

2.2 Physikalische Grundlagen

Je höher der Konzentrationsgradient zwischen mütterlichem und fetalem Kompartiment, um so leichter ist der Übertritt des Lokalanaestheticums. Ebenso ist das Molekulargewicht und der Dissoziationsgrad mitentscheidend. Hohes Molekulargewicht über 350 erschwert den Placentatransfer. Hoher Dissoziationsgrad macht den Transfer unter Umständen unmöglich, weil nur der nichtdissoziierte Anteil die trennenden Membrane durchdringen kann. Der Transfer findet also nach der Fickschen Diffusionsgleichung statt. Es gehen zusätzlich lediglich die Größe der Austauschfläche und die Dicke der trennenden Membran in die Ficksche Gleichung mit ein (Garstka u. Stoeckel 1978).

Lokalanaesthetica haben vergleichbare Molekulargewichte, die alle unter oder um 300 liegen (Tabelle 4). Das Molekulargewicht kann daher für die unterschiedlichen Transferraten der Lokalanaesthetica nicht von wesentlicher Bedeutung sein.

Unterschiedlich ist allerdings der Dissoziationsgrad der einzelnen Lokalanaesthetica. So liegt beispielsweise Procain bei pH 7,4 zu etwa 3% in undissoziierter Form vor, während Mepivacain zu etwa einem Drittel undissoziiert ist; das bedeutet, daß Mepivacain leichter placentagängig ist als Procain.

Tabelle 4. Physikochemische Eigenschaften von Lokalanaesthetica. (Nach Ralston u. Shnider 1978)

Bezeichnung	Struktur	Molekular-Gewicht	% undissoziiert bei pH 7,4
Bupivacain	Amid	288	17
Etidocain	Amid	276	33
Lidocain	Amid	234	24
Mepivacain	Amid	246	39
Prilocain	Amid	257	24
2-Chlor-procain	Ester	307	4,8
Procain	Ester	272	3,1
Tetracain	Ester	300	7,4

2.3 Konzentrationsgradient und Proteinbindung

Da der Austausch von Pharmaka an der Placentamembran mittels einfacher Diffusion abläuft, bestimmt die Konzentration des Lokalanaestheticums im mütterlichen Blut ganz wesentlich die Austauschgeschwindigkeit. Nach Injektion von Lidocain – einem amidtypischen Lokalanaestheticums – direkt in das mütterliche Gefäßsystem kommt es innerhalb weniger Minuten zu einem Gleichgewicht zwischen mütterlicher und fetaler Konzentration. Untersuchungen von Shnider u. Way (1968) zeigen eindrucksvoll den Abfall in der mütterlichen Zirkulation und den spiegelbildlichen Anstieg in der fetalen Zirkulation, wobei einerseits die fetale arteriovenöse Differenz auffällig ist und andererseits das gleichbleibende Verhältnis der Konzentrationsunterschiede zueinander. Dieser Konzentrationsunterschied erklärt sich zum Teil aus dem unterschiedlichen Bindungsvermögen der Lokalanaesthetica an die Plasmaproteine.

Die Plasmaproteinbindung ist jedoch nicht nur von dem Anaestheticum selbst, sondern auch von seiner Plasmakonzentration abhängig, d.h. je höher die Plasmakonzentration des Anaestheticums, um so geringer ist die Bindung an die Plasmaproteine. Nach einer Zusammenstellung von Ralston u. Shnider (1978) wird der Zusammenhang zwischen der Bindung des Lokalanaestheticums an die Plasmaproteine und der Sättigung deutlich. Bei einer Plasmakonzentration von 1 µg/ml wird Bupivacain zu 95% gebunden, während es bei einer Konzentration von 5 µg/ml nur noch zu 88% gebunden wird (Tabelle 5).

Im Bindungsdiagramm zeigt sich, daß Bupivacain am stärksten, Prilocain am schwächsten gebunden wird. Interessant ist aber weiterhin, daß das fetale Plasma weniger Lokalanaestheticum bindet als das Erwachsenenplasma. Die Konsequenzen, die sich für die geburtshilfliche Anaesthesie daraus ergeben, sind:

1. Hohe Plasmakonzentrationen führen zu unterschiedlich abnehmender Bindung an die Plasmaproteine.
2. Die unterschiedliche Bindung kann zu einem disproportionalen diaplacentaren Transfer führen.

Studien des maternofetalen Transfers durch Vergleich der maternalen und fetalen Nabelschnurkonzentrationen post partum sind vielfach durchgeführt worden. Die fetalen Blutkonzentrationen werden dabei als Anteil der mütter-

Tabelle 5. Proteinbindung von Lokalanaesthetica. (Nach Ralston u. Shnider 1978)

Bezeichnung	Prozentuale Plasmaproteinbindung			
	1 µg/ml Plasma		5 µg/ml Plasma	
	Mutter	Fetus	Mutter	Fetus
Bupivacain	95	66	88	53
Etidocain	95			
Lidocain	64	24	45	14
Mepivacain	77		66	
Prilocain	55			

lichen Serumkonzentration angegeben. Dabei liegen die Konzentrationen im Fetus immer unter der mütterlichen Serumkonzentration (s.a. Tabelle 3).

Eine Ausnahme bildet lediglich das Prilocain, welches in der fetalen Zirkulation in höherer Konzentration nachweisbar ist als in der mütterlichen Zirkulation. Dieses Anaestheticum wird offensichtlich im Fetus angereichert. Allerdings wird Prilocain in geringerem Maße als andere Lokalanaesthetica in den mütterlichen Kreislauf resorbiert, so daß die Nettoaufnahme im Fetus insgesamt geringer bleibt als bei Lidocain oder Mepivacain.

Nicht nur zwischen Mutter und Fetus einerseits, sondern auch zwischen dem arteriellen und venösen Schenkel in der Mutter oder im Fetus besteht ein Konzentrationsgefälle. So weist die Mutter eine arteriovenöse Konzentrationsdifferenz von etwa 20% auf (Ralston u. Shnider 1978).

Für die Unterschiede in der maternofetalen Lokalanaestheticumkonzentration sind aber nicht nur die Plasmaprotein-Bindungsverhältnisse und die Konzentrationsgradienten entscheidend, sondern auch weitere Faktoren, wie

1. Säure-Basen-Haushalt,
2. Placentarer Metabolismus,
3. Gefäßshunt auf materner oder fetaler Seite,
4. Equilibrium zwischen maternem und fetalem Kompartiment.

Theoretisch ist eine Beeinflussung des Gleichgewichtes durch Erniedrigung des fetalen pH möglich. Denn bei niedrigem pH des Fetus (Acidose) wird die undissoziierte Form der Lokalanaesthetica in die nicht diffundierbare, dissoziierte Form umgewandelt, so daß dadurch eine intrafetale Anreicherung (Ionen-Trapping) entsteht.

Einzelberichte über hohe Serumkonzentrationen in asphyktischen Neugeborenen können daher unberechtigt den Verdacht entstehen lassen, daß die Asphyxie ursächlich mit den hohen Konzentrationen des Lokalanaestheticums in Verbindung zu bringen ist (Brown et al. 1976). In Wirklichkeit ist es aber umgekehrt. Die hohe Acidose verursacht eine Konzentrationssteigerung im Fetus. Unter diesen Umständen kann dann allerdings ein deletärer Verlauf einsetzen. Die Acidose ihrerseits führt zu einer Abnahme der Proteinbindung des bisher gebundenen Lokalanaestheticums. Es wird dadurch ein weiterer Shift zur höheren Konzentration an freiem Lokalanaestheticum im Fetus verursacht. Die Acidose begünstigt weiterhin eine Steigerung der cerebralen Gefäßpermeabilität und führt auf diese

Art lokal zur Erleichterung der Aufnahme weiterer toxischer Substanzen in das Hirngewebe (Ralston u. Shnider 1978).

Biehl et al. (1977) haben tierexperimentell den Effekt besonders eindrucksvoll dargestellt. Die Untersucher konnten durch eine experimentelle Acidose die Konzentrationserhöhung im fetalen Blut messen, die nach Ausgleich der Acidose durch Bicarbonat reversibel war.

Es ist dagegen nicht bewiesen, daß es einen placentaren Stoffwechsel mit einer Beeinflussungsmöglichkeit fetaler Plasmakonzentrationen der Lokalanaesthetica gibt. Desgleichen sind die von Shnider u. Way (1968) vermuteten Gefäßshunts bis heute hypothetisch, zumindest was die Situation an der menschlichen Placenta betrifft.

Das Equilibrium ist in einem Vielkompartimentsystem in mehrfacher Hinsicht störanfällig. Neben der Proteinbindung und der Dissoziation spielen, abgesehen vom Molekulargewicht, der Abstrom in das Gewebe und Fruchtwasser und umgekehrt der Rückstrom ebenfalls eine Rolle. Der Rückstrom aus dem Fruchtwasser und dem Gewebe kann im Extremfall sogar zu einer Konzentrationserhöhung im Fetus führen, die die maternale Plasmakonzentration übersteigt (Morishima et al. 1967).

Insofern stimmen wir mit Garstka u. Stoeckel (1978) überein, die behaupten, daß im Grunde die Konzentration im Gewebe entscheidend ist und nicht die Konzentration im Blut. Da aber die Spiegel in den verschiedenen Geweben unterschiedlich hoch sind, kann aus den Konzentrationen allein nicht der Gefährdungsgrad für den Fetus ermittelt werden. Andererseits ist aber gesichert, daß der mütterliche und fetale Säure-Basen-Haushalt durch Regionalanaesthesien beeinflußt werden kann (Jouppila et al. 1976, Strasser et al. 1975). Sowohl in der mütterlichen wie auch in der fetalen Zirkulation finden sich günstigere pH- und Basendefizitwerte.

3 Klinische Anwendung der Lokalanaesthetica

Es besteht aber dennoch kein Zweifel daran, daß trotz der bisher geschilderten möglichen Nebenwirkungen die Regionalanaesthesie für die Geburtshilfe erhebliche Vorteile bietet. Sie ist in der Hand des Geübten eine Methode mit großer Sicherheit für Mutter und ungeborenes Kind (Ralston u. Shnider 1978).

Tabelle 6. Lokalanaesthetica in der Geburtshilfe

Infiltrationsanaesthesie
Paracervicaler Block
Damminfiltration
Leitungsanaesthesie
Pudendusanaesthesie
Spinalanaesthesie
Epiduralanaesthesie

Die Lokalanaesthetica (Tabelle 6) werden heute in der Geburtshilfe als Infiltrations- und Leitungsanaesthetica eingesetzt. Bei der Infiltrationsanaesthesie finden sie hauptsächlich zur Damminfiltration Anwendung. Da diese jedoch gewöhnlich kurz vor dem Durchtritt oder sogar erst nach der Geburt gesetzt wird, kann sie keinen Einfluß auf das Wohlbefinden des Fetus nehmen. In erster Linie werden Nebenwirkungen nach Leitungsanaesthesien zu erwarten sein.

4 Klinische Auswirkungen

Bei dem Bemühen, systemische Anwendungen von Anaesthetica zu vermeiden und damit die Nebenwirkungen auf den Fetus zu reduzieren, nehmen die Regionalanaesthesien in der Geburtshilfe an Bedeutung zu. Aber auch die bei den Regionalanaesthesien verwendeten Anaesthetica lassen Nebenwirkungen erkennen, die einen schnellen diaplacentaren Übertritt wahrscheinlich machen. Es sind somit auch frühzeitig Nebenwirkungen am Fetus zu beobachten.

Es muß unterschieden werden zwischen Nebenwirkungen, die rasch auftreten, also schon während der Geburt an Veränderungen, z.B. der fetalen Herzfrequenz, sichtbar werden, und solchen Wirkungen, die erst nach der Geburt mittels neurophysiologischer Untersuchungen belegt werden können.

4.1 Frühwirkungen

Diedrich (1977) beobachtete beispielsweise nach Caudalanaesthesien Beeinträchtigungen der fetalen Herzfrequenzen. Jouppila et al. (1976) fanden bei 9% aller überwachten Feten innerhalb von 30 min nach Anlegen einer Epiduralanaesthesie pathologische Herzfrequenzmuster mit späten Decelerationen, verlängerten Bradykardien, Verlust der Fluktuation oder variablen Decelerationen. Boehm et al. (1975) beschrieben eingeschränkte Oscillationen sogar in 53% der Fälle nach Periduralanaesthesie. Die Tendenz der Herzfrequenzverlangsamung wird von McDonald et al. (1974) für den Zeitraum von 10 bis 40 min nach Anlegen der Epiduralanaesthesie angegeben.

Diese Zeitspanne, in der empirisch klinisch am Fetus Veränderungen der Herzfrequenzmuster beobachtet werden, stimmt ziemlich genau mit dem Zeitraum überein, in welchem die Lokalanaesthetica im venösen mütterlichen Blut ihre höchste Konzentration nach Anwendung im Rahmen von Regionalanaesthesien erreichen (Bellfrage et al. 1975a, b; Bromage 1967). In einer Untersuchung von Maltau (1975) wurden nach Epiduralanaesthesien mit Bupivacain keine wesentlichen Beeinflussungen des fetalen Herzfrequenzmusters festgestellt, ausgenommen in einem einzigen Fall, bei dem es nach Anlegen der Epiduralanaesthesie zu einem akuten Vena-cava-Syndrom kam. Andererseits sind aber auch Einzelberichte mitgeteilt worden, nach welchen es infolge einer vermuteten Bupivacainwirkung zur Blockade der motorischen Transmission kam mit Ausbildung einer extremen Asphyxie und der Notwendigkeit einer Beatmung (Morgan 1976).

Schafexperimente belegen, daß sich die Durchblutung des graviden Uterus und der intrauterine Druck nach kontinuierlicher Lidocaingabe nicht verändern, sondern ebenso wie der mütterliche Blutdruck und die Blutgase stabil bleiben (Biehl et al. 1977).

Demgegenüber fanden andere Autoren wieder eine dosisabhängige Beeinflußbarkeit der uteroplacentaren Durchblutung am schwangeren Schaf (Greiss et al. 1976; Ralston u. Shnider 1978).

Diese Erkenntnis läßt den Schluß zu, daß die Kurzzeitwirkungen am Fetus auf einem direkten Effekt des Lokalanaestheticums beruhen, daß aber auch eine negative Wirkung über die uteroplacentare Durchblutung nicht auszuschließen ist. Diese Vermutung wird weiter gestützt durch die Tatsache, daß Lokalanaesthetica auch am fetalen Herzen negativ chrontrop, inotrop und dromotrop wirken (Hüter et al. 1978). Untersuchungen von Hickl u. Gennser (1972) an perfundierten menschlichen Herzen belegen, daß Mepivacain die fetale Herzfrequenz und den systolischen Druck senken kann.

Dennoch hat die Regionalanaesthesie Vorteile gegenüber der Allgemeinanaesthesie bei Betrachtung des postpartalen Zustandes des Neugeborenen. Die Blutgase normalisieren sich nach Kaiserschnitt schneller, wenn die operative Entbindung in Epiduralanaesthesie statt in allgemeiner Anaesthesie durchgeführt wurde (Magno et al. 1976a, b).

4.2 Spätwirkungen

In bezug auf die neurophysiologischen Nebenwirkungen lassen sich bei vergleichenden Untersuchungen keine Unterschiede an Neugeborenen nach Kaiserschnittentbindungen in Epiduralanaesthesie mit Bupivacain oder Tetracain erkennen (McGuinnes et al. 1978). Mit Lidocain oder Mepivacain sind dagegen Depressionen in den neurophysiologischen Verhaltensweisen beobachtet worden (Longenecker 1979).

Hollmén et al. (1978) stellten an den Neonaten keine neurophysiologischen Veränderungen nach Epiduralanaesthesien bei Kaiserschnitten fest, es sei denn, bei der Mutter kam es im Verlaufe der Anaesthesie zu einer Hypotension. Selbst bei den gefährlicheren paracervicalen Blockaden mit oft schweren fetalen Bradykardien und bekanntermaßen auch fetalen Todesfällen (Eisenberg 1975; Freemann et al. 1972; Kopecky 1972; Shnider et al. 1970; Rogers 1970; Stockhausen 1970; Editorial 1977) ließen sich im neurophysiologischen Verhalten der Neonaten und anhand der Blutgase keine Unterschiede zu einer Kontrollgruppe feststellen (Nesheim et al. 1979).

Es ist demnach bei Regionalanaesthesien mit kurzzeitig auftretenden Nebenwirkungen am Fetus zu rechnen, während Spätfolgen eher selten sind. In Extremfällen treten jedoch auch beim Fetus Intoxikationen auf (Dodson 1976), die aber klinisch rechtzeitig erkennbar sind.

5 Klinische Konsequenzen

Die potentielle Gefährdung durch Lokalanaesthetica ist im Vergleich zu ihrem Nutzen zu vernachlässigen. Es gibt heute für die Geburtshilfe noch keine völlig nebenwirkungsfreie Anaesthesieform. Dennoch rechtfertigen die Vorteile der richtig angewandten Regionalanaesthesie ihre Popularität für Mutter und Kind (Ralston u. Shnider 1978).

Zusammenfassend ist festzustellen, daß alle Lokalanaesthetica mehr oder weniger placentagängig sind. Der Übertritt ist von unterschiedlichen Faktoren abhängig, wie Placentadurchblutung, Eiweißbindung, Lipidlöslichkeit, Dissoziationsgrad, Molekulargewicht und fetalen pH-Werten.

Die Anwendung von Lokalanaesthetica in der Geburtshilfe sollte auf eine Risikoverminderung ausgerichtet sein. Dies ist gleichbedeutend mit der Anwendung minimaler Dosen und der Bevorzugung von Anaesthetica mit schneller Verstoffwechselung (z. B. 2-Chlor-procain) oder mit hoher Proteinbindung (z. B. Bupivacain, Etidocain) bzw. niedriger Resorption (z. B. Prilocain).

Der Einsatz von 2-Chlor-procain allein oder in Kombination mit Bupivacain oder Etidocain kann jedoch mit erheblichen Nebenwirkungen bis zur Intoxikation belastet sein (Lalka et al. 1978). Neuere Berichte über schwere neurologische Störungen mit Ausbildung einer progredienten adhäsiven Arachnitis oder einem Caudasyndrom sind mitgeteilt worden (Ravindran et al. 1980, Reisner et al. 1980). Bis zur Klärung der pathogenetischen Zusammenhänge mit dem Lokalanaestheticum sollte man Zurückhaltung bei dem Präparat 2-Chlor-procain empfehlen.

Literatur

Abouleish E (1976) Foetal bradycardia during caudal analgesia: A discussion of possible causative factors. Br J Anaesth 48:481

Belfrage P, Raabe N, Thalme B, Berlin A (1975 a) Lumbar epidural analgesia with bupivacaine in labor. Am J Obstet Gynecol 121:360

Belfrage P, Raabe N, Thalme B, Berlin A (1975 b) Lumbar epidural analgesia in labor. Determination of drug concentration and pH in fetal scalp blood, and continuous fetal heart rate monitoring. Am J Obstet Gynecol 121:360

Biehl D, Shnider SM, Levinson G, Callender K (1977) The direct effect of circulating lidocaine on uterine blood flow and foetal well being in the pregnant ewe. Can Anaesth Soc J 24:445

Bonica JJ (1972) Obstetric analgesia and anaesthesia. Springer, Berlin Heidelberg New York

Brown WU, Bell GC, Alper MH (1976) Acidosis, local anesthetics, and the newborn. Obstet Gynecol 48:27

Bromage PR (1967) Physiology and pharmacology of epidural analgesia. A review. Anesthesiology 28:592

Bromage PR, Robson JG (1961) Concentrations of lignocaine in the blood after intravenous, intramuscular, epidural and endotracheal administration. Anaesthesia 16:461

Boehm FH, Woodruff LF, Growdon JH (1975) The effect of lumbar epidural anaesthesia on fetal heart rate baseline variability. Anesth Analg (Cleve) 54:779

Caldwell J (1976) The placental transfer of drugs during childbirth: A possible influence on the newborn. J Psychosom Res 20:267

Chase D, Brady JP (1977) Ventricular tachycardia in a neonate with mepivacaine toxicity. J Pediatr 90:127

Covino BG, Vassallo HG (1976) Local anesthetics. Mechanisms of action and clinical use. Grune & Stratton, New York San Francisco London

David H, Rosen M (1976) Perinatal mortality after epidural analgesia. Anaesthesia 31:1054

Diedrich K, Masson D, Zengner A, Krebs D (1977) Mögliche Veränderungen im Kardiotokogramm nach der Caudalanaesthesie. Arch Gynecol 224:260

Dodson MD (1976) Neonatal drug intoxication: Local anesthetics. Pediat Clin North Am 23:399

Eisenberg W (1975) Kindliche Todesfälle im Zusammenhang mit Parazervikalanästhesie. Z Geburtshilfe Perinatol 179:396

Editorial (1977) Death after paracervical block. Lancet I:131

Finster M (1976) Toxicity of local anesthetics in the fetus and the newborn. Bull NY Acad Med 52:222

Finster M, Pedersen H (1979) Placental transfer and fetal uptake of drugs. Br J Anaesth 51:25

Foldes FF, Davidson GM, Duncalf D, Kuwabara S (1965) The intravenous toxicity of local anesthetic agents in man. Clin Pharmacol Ther 6:328

Freeman RK, Gutierrez NA, Ray ML, Stovall D, Paul RH, Hon EH (1972) Fetal cardiac response to paracervical block anesthesia. Am J Obstet Gynecol 113:583

Garstka G, Stoeckel H (1978) Diaplazentarer Transfer von Lokalanästhetika. Prakt Anaesth 13:1

Greiss FC, Still JG, Anderson SS (1976) Effects of local anesthetic agents on the uterine vasculature and myometrium. Am J Obstet Gynecol 124:889

Grimes DA, Cates W (1976) Death from paracervical anesthesia used for first trimester abortion. N Engl J Med 295:1397

Hickl EJ, Gennser G (1972) Die Einwirkung des Paracervicalblocks auf den Feten. Anaesthesist 21:91

Hodgkinson R, Marx GF, Kim SS, Miclat NN (1977) Neonatal neurobehavioral tests following vaginal delivery under ketamine, thiopental and extradural anesthesia. Anesth Analg (Cleve) 56:548

Hollmén AJ, Jouppila R, Kaivisto M, Maatta L, Pihlajaniemi R, Puukka M, Rantakyla P (1978) Neurologic activity of infants following anesthesia for caesarian section. Anesthesiology 48:350

Hüter J, Meyer-Menk W, Hüter S (1978) Placental passage of anesthetics. J Perinat Med 6:223

Janisch H, Leodolter S, Neumark J, Philipp K (1978) Der Einfluß der kontinuierlichen Epiduralanästhesie auf die utero-plazentare Durchblutung. Z Geburtshilfe Perinatol 182:343

Jouppila R, Hollmen A (1976) The effect of segmental epidural analgesia on maternal and fetal acid-base balance, lactate, serum potassium, and creatinine phosphokinase during labour. Acta Anaesthesiol Scand 20:259

Jouppila P, Jouppila R, Käär K, Merilä M (1977) Fetal heart rate patterns and uterine activity after segmental epidural analgesia. Br J Obstet Gynaecol 84:481

Kopecky P (1972) Bisherige Erfahrungen mit der Paracervicalblockade. In: Jung H (Hrsg) Methoden der pharmakologischen Geburtserleichterung und Uterus-Relaxation. Thieme, Stuttgart, S 55

Lalka D, Vicuna N, Burrow SR, Jones DJ, Ludden TM, Haegele KD, McNay JL (1978) Bupivacaine and other local anesthetics inhibit the hydrolysis of chloroprocaine in human serum. Anesth Analg 57:534

Longenecker DE (1979) Pharmacokinetics: The scientific basis for drug selection. Anesth Analg (Cleve) 57:603

Lund PC, Cwik JC (1966) Korrelation zwischen unterschiedlicher Penetration und allgemeiner Toxizität von Xylocain, Scandicain und Xylonest beim Menschen. Acta Anaesthesiol Scand [Suppl] 23:475

Magno R, Kjellmer I, Karlsson K (1976a) Anesthesia for cesarian section: Effects of epidural analgesia on the respiratory adaption of the newborn in elective cesarian section. Acta Anaesthesiol Scand 20:73

Magno R, Berlin A, Karlsson K, Kjellmer I (1976b) Anesthesia for cesarian section: Placental transfer and neonatal elimination of bupivacaine following epidural analgesia for elective cesarian section. Acta Anaesthesiol Scand 20:141

Maltau JM (1975) The frequency of fetal bradycardia during selective epidural anesthesia. Acta Obstet Gynecol Scand 54:357

McDonald JS, Bjorkmanm LL, Reed EC (1974) Epidural analgesia for obstetrics. A maternal, fetal and neonatal study. Am J Obstet Gynecol 120:1055

McGuiness GA, Merkow AJ, Kennedy RL, Ehrenberg A (1978) Epidural anesthesia with bupivacaine for cesarian section: Neonatal blood levels and neurobehavioral responses. Anesthesiology 49:270

Miller FC, Quesnel G, Petrie RH, Paul RH, Hon EH (1978) The effects of paracervical block on uterine activity and beat-to-beat variability of the fetal heart rate. Am J Obstet Gynecol 130:284

Morgan BM (1976) Neonatal flaccidity. Anaesthesia 31:398

Morgan DJ, Cousins MJ, McQuillan D, Thomas J (1977) Disposition and placental transfer of etidocaine in pregnancy. Eur J Clin Pharmacol 12:359

Morishima HU, Adamson K (1967) Placental clearance of mepivacaine following administration to the guinea pig. Anaesthesiology 28:343

Nemes C, Niemer M, Noack G (1979) Datenbuch der Anästhesie. Fischer, Stuttgart, New York

Nesheim B-I, Lindbaek E, Storm-Mathiesen I, Jenssen H (1979) Neurobehavioral response of infants after paracervical block during labour. Acta Obstet Gynecol Scand 58:41

Poppers P, Covino B, Boyes N (1975) Epidural block with etidicaine for labour and delivery. Acta Anaesthesiol Scand [Suppl] 40:89

Ralston DH, Shnider SM (1978) The fetal and neonatal effects of regional anesthesia in obstetrics. Anesthesiology 48:64

Ravindran RS, Bond VK, Tasch MD, Gupta CD, Luerssen TG (1980) Prolonged neural blockade following regional analgesia with 2-chloroprocaine. Anesth Analg 59:447

Reisner LS, Hochman BN, Plumer MH (1980) Persistent neurologic deficit and adhesive arachnoiditis following intrathecal 2-chloroprocaine injection. Anesth Analg 59:452

Rogers RE (1970) Fetal bradycardia associated with paracervical block anesthesia in labour. Am J Obstet Gynecol 106:913

Rudolph AM, Heymann MA, Teramo K, et al. (1971) Studies on the circulation of the previable human fetus. Pediatr Res 5:452

Rüther K (1977) Geburtsleitung bei kindlichen Herztonveränderungen nach Paracervicalblockade. Fortschr Med 95:691

Salts L, Ott M, Walson PD (1976) Local anesthetic agents – pharmacologic basis for use in obstetrics: A review. Anesth Analg (Cleve) 55:829

Scanlon JW (1976) Effects of local anesthetics administered to parturient women on the neurological and behavioral performance of newborn children. Bull NY Acad Med 52:231

Shnider SM, Gildea J (1972) Paracervical block anesthesia in obstetric: III. Choice of drug, fetal bradycardia following administration of lidocaine, mepivacaine and prilocaine. Am J Obstet Gynecol 116:320

Shnider SM, Way EL (1968) The kinetics of transfer of lidocaine (Xylocaine) across the human placenta. Anesthesiology 29:944

Shnider SM, Asling JH, Holl JW, et al. (1970) Paracervical block anesthesia in obstetrics. I. Fetal complications and neonatal morbidity. Am J Obstet Gynecol 107:619

Stockhausen H (1970) Die Paracervicalblockade und ihre Auswirkungen auf den Feten. Z Prakt Anaesth 5:168

Strasser K, Harnacke P, Albrecht H, Morgenstern J, Schmidt H (1975) Einfluß der lumbalen Periduralanästhesie mit Katheter auf den mütterlichen und kindlichen Säure-Basen-Haushalt und den 1-Minuten-Apgar-Wert. Z Geburtshilfe Perinatol 179:163

Vollnarkose in der Geburtshilfe – Vergleich zur Periduralanaesthesie

H. Müller und G. Hempelmann

1 Einführung

Die Narkose der Gebärenden unterscheidet sich von Narkosen bei anderen Patienten vor allem deswegen, weil zwei Organismen beeinflußt werden und der mütterliche Organismus sich zum Zeitpunkt der Geburt in einem besonders labilen Gleichgewicht befindet.

Die gemeinsame Pflicht von Geburtshelfer und Anaesthesist ist es, die Gefährdung von Mutter und Kind zu vermindern.

Der Anaesthesist ist an den Geburten immer mehr beteiligt, weil zum einen viele Mütter ihre Kinder möglichst schmerzfrei zur Welt bringen wollen. Zum anderen muß gerade bei der kontinuierlichen Überwachung des Fetus und der Mutter die Indikation zur operativen Entbindung und damit zur Anaesthesie oft rasch gestellt werden.

Dem Anaesthesisten bieten sich zwei Möglichkeiten, nämlich die Intubationsnarkose und die Periduralanaesthesie. Diese beiden Verfahren sollen miteinander verglichen und die Vorteile und Gefahren gezeigt werden.

2 Mütterliches Risiko

Das mütterliche Risiko bei der Geburt muß im Zusammenhang mit den physiologischen Veränderungen durch die Schwangerschaft gesehen werden. Erhöhter Stoffwechsel und Gesamtsauerstoffverbrauch (Anstieg des Sauerstoffverbrauchs um 20%) werden durch eine hormonell induzierte Leistungssteigerung des Organismus ermöglicht. Dem steht der negative Einfluß der intraabdominellen Volumenzunahme gegenüber. Aus den in der Tabelle 1 gezeigten Gründen ergeben

Tabelle 1. Hormonelle und mechanische Veränderungen durch Schwangerschaft

Hormonell induzierte Leistungssteigerung				*Mechanische* Beeinträchtigung durch intraabdominelle Volumenzunahme
Herz-Kreislauf		CO	↑	Aorto-cavale Kompression
Respirationssystem		AZV	↑	FRC-Erniedrigung
Niere	Perfusion		↑	Renale Perfusionsminderung
				Verzögerte Magenentleerung

sich dann auch die besonderen Probleme der Anaesthesie in der Geburtshilfe. Die umfangreiche und relativ kurzfristig notwendige Adaptation befindet sich zum Zeitpunkt der Geburt in einem besonders labilen Gleichgewicht.

2.1 Kardiovasculäres System

2.1.1 Blutvolumen

Das extravasale und das intravasale Volumen nehmen während der Schwangerschaft zu. Intravasal überwiegt die Zunahme des Plasmavolumens die des Erythrocytenvolumens und des Plasmaproteins („relative" Schwangerschaftsanämie und Hypoproteinämie) (Lund u. Donovan 1967). Da sich das erhöhte Volumen auf die vergrößerte Peripherie verteilt, bleibt der zentralvenöse Druck in der Regel unbeeinflußt. Verluste müssen zur Erhaltung der für den Fetus lebensnotwendigen Homöostase rechtzeitig ersetzt werden. Trotzdem besteht das Risiko der Hyperhydratation und macht ein strenges Bilanzieren der Volumen- und Flüssigkeitszufuhr erforderlich (Tabelle 2).

Die Zunahme der Gerinnungssubstrate erfordert eine rechtzeitige Mobilisierung der Patienten nach Eingriffen (Vermeidung von Narkoseüberhang und langer motorischer Blockade nach Leitungsanaesthesien) sowie frühzeitige gerinnungsstabilisierende Maßnahmen nach größeren Blutungen oder bei einer Verbrauchscoagulopathie (Marx u. Orkin 1969). Gerinnungswerte sind vor jeder Geburt, insbesondere vor dem Legen einer Periduralanaesthesie und beim Auftreten von Komplikationen in kürzeren Abständen unerläßlich.

Die in der Regel verminderte Serumcholinesterase-Konzentration hat im allgemeinen keine praktische Konsequenz, solange nicht Grenzwerte von <700 U/l unterschritten werden (Hazel u. Monier 1971).

2.1.2 Hämodynamik

Während der Schwangerschaft kommt es zu einer Zunahme von Herzzeitvolumen und Schlagvolumen, wobei der systemische Blutdruck durch die Abnahme des peripheren Gefäßwiderstandes gering erniedrigt oder normal ist (Bonica 1972). Die erhöhte Kreislauflabilität macht eine vorsichtige Narkoseeinleitung erforderlich, zumal bei einem Abfall des systolischen Blutdruckes unter 80 mm Hg die uteroplacentare Perfusion nicht mehr gewährleistet ist. Andererseits kann eine unerwünschte Kreislaufstimulierung Risiken für Mutter und Kind mit sich bringen. Sowohl durch eine Steigerung der ohnehin erhöhten Herzfrequenz (betaadrenerge Stimulation durch Tokolytica, Neigung zur Sinustachykardie bzw. paroxysmaler supraventriculärer Tachykardie, unzureichende Analgesie während der Narkose) als auch des Blutdruckes (präeklamptischer Zustand, nichtindizierte Vasopressorengabe, mangelnde Analgesie) wird die uteroplacentare Perfusion ebenfalls vermindert. Für die Mutter ergibt sich durch die erhöhte Herzarbeit das Risiko eines myokardialen Versagens und der pulmonalen Kongestion, vor allem bei Vorerkrankungen wie Herzvitium, Hypertonie, Coronarinsuffizienz, Hyperthyreose, Phäochromocytom. Da durch eine Leitungsanaesthesie (Spinal-, Periduralanaesthesie) sowohl bei der vaginalen als auch bei der

Tabelle 2. Kardiovasculäres System in der Schwangerschaft – Blut

Pathophysiologie	Therapie
PV ↑ (40–50%) RCV (20%) (Schwangerschaftsanämie) / Plasmaprot. (20%) (Hypoproteinämie)	Bilanzierte, rechtzeitige Substitution Flüssigkeit Blut Albumin
CVP →	
Leukocyten → Thrombocyten ↑ Fibrinogen ↑ Plasmagerinnungsfaktoren ↑ } Hypercoagulabilität	Gerinnungsstatus! Mobilisierung evt. Heparinisierung
Serumcholinesterase ↓: verlängerte Apnoe nach Succinylcholin	keine therapeutische Konsequenz

abdominalen Entbindung (Sectio) eine Kreislaufstimulation eher in Grenzen gehalten werden kann, sollte sie sowohl bei diesen Vorerkrankungen als auch bei einer Gestose, bei der durch extreme Blutdruckspitzen das Risiko eines cerebrovasculären Insultes besteht, zur Anwendung kommen. Vielfach ist in diesen Fällen auch eine vorzeitige Schnittentbindung indiziert (Shnider u. Levinson 1980).

Die Tendenz, bei einer Anaesthesie zur Sectio caesarea die Narkose zugunsten des Kindes flach zu halten, sollte beim Auftreten einer massiven Kreislaufstimulation vor allem bei Risikopatienten aufgegeben werden. Eine sympathicotone Reaktionslage kann für Mutter und Kind ein größeres Risiko darstellen als eine ausreichend tiefe Allgemeinnarkose, selbst wenn eine „Narkoseausleitung" des Kindes nach der Entwicklung notwendig sein sollte (Wright et al. 1978).

Medikamentöse Ansätze zur Behandlung einer Hypertension vor der Entwicklung des Kindes (Intubation, oberflächliche Allgemeinanaesthesie, Präeklampsie) wurden im Tierexperiment untersucht. Da langwirkende Antihypertensiva ebenso wie das kurzwirkende Natrium-Nitroprussid (Cyanidintoxikation des Kindes) für diesen Zweck nicht in Frage kommen, bleibt Nitroglycerin als Mittel der Wahl, zumal bisher nur sehr niedrige Spiegel im Fetus nachgewiesen wurden (5% der mütterlichen Konzentration). Nitroglycerin kann im Tierexperiment einen Noradrenalin-induzierten Druckanstieg reduzieren und den uterinen Blutfluß (Wheeler et al. 1979) sowie den Zustand des Fetus (Herzfrequenz, pH) (Craft et al. 1979) verbessern.

Im dritten Schwangerschaftsdrittel besteht die Möglichkeit der aortocavalen Kompression in Rückenlage (Abb. 1). 90% aller Frauen am Termin zeigen in Rückenlage röntgenologisch eine Cava-Occlusion. Die dadurch bedingte preload-Senkung und konsekutive Herzzeitvolumenerniedrigung führt aber nur in 10% zu einer systemischen Kreislaufreaktion („supine hypotensive syndrome") (Howard et al. 1953), d.h., in den meisten Fällen erfolgt eine peripher-vasculäre Gegenregulation, die zusätzlich zur gleichzeitig bestehenden Aortenkompression die uteroplacentare und renale Durchblutung reduziert. Die entscheidende therapeutische Maßnahme ist die Linksseitenlage bzw. Linksverlagerung der Gebärmutter durch eine Hilfsperson. Wegen des Risikos einer allge-

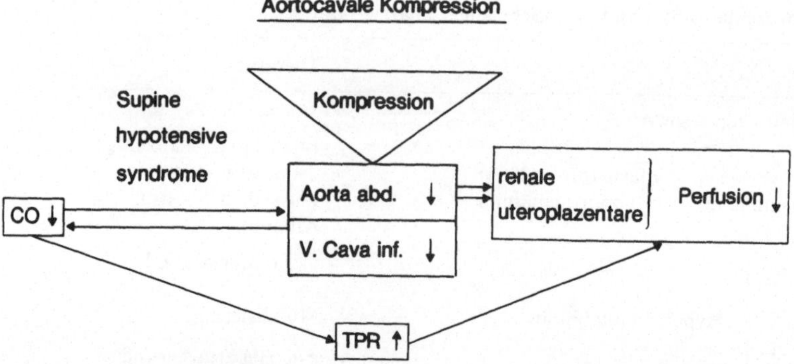

Abb. 1. Einfluß der aortocavalen Kompression auf die Hämodynamik (*CO* Herzzeitvolumen, *TPR* peripherer Gefäßwiderstand)

mein medikamentösen Vasoconstriction für die Uterusperfusion kommen erst in zweiter Linie blutdrucksteigernde Pharmaka in Frage (Betaadrenergica wie Ephedrin). Die Volumensubstitution spielt bei der Behandlung der durch eine Leitungsanaesthesie hervorgerufenen Sympathicusblockade eine größere Rolle. Wegen des Risikos der Hyperhydratation, vor allem bei der ja gleichzeitig reduzierten renalen Perfusion, kann eine Flüssigkeitsbilanzierung (Messung des zentralvenösen Druckes, Blasenkatheter, evtl. Diureticagabe) erforderlich sein.

2.2 Respiratorisches System

Der hormonell induzierten Förderung (Atemanalepsie durch Progesteron) steht eine ungünstige mechanische Beeinträchtigung durch die intraabdominelle Volumenausdehnung gegenüber.

2.2.1 Anatomische Veränderungen

Die durch die Vergrößerung des Extracellulärraums um ca. 5 l bedingte vermehrte capilläre Blutfüllung läßt die Gewebe anschwellen. Dies hat im Bereich des Atemtrakts eine erschwerte nasale Atmung, z. B. bei Kopftieflagerung während Leitungsanaesthesien, ein erhöhtes Risiko von Intubationstraumata, vor allem bei nasaler Intubation, sowie die Gefahr einer Lungencongestion zur Folge. Die pulmonale Resistenz ist aber durch einen hormonell hervorgerufenen relaxierenden Effekt auf die Bronchioli eher reduziert (Bonica 1972). Der Zwerchfellhochstand wird durch eine Zunahme des Thoraxdurchmessers und -umfangs kompensiert. Obwohl die dadurch bedingte Beeinflussung der costalen Atmung und der Thoraxcompliance gering ist, tritt die diaphragmale Atmung mehr in den Vordergrund (Knuttgen u. Emerson 1974), ein bei hohen Regionalanaesthesien günstiger Umstand.

2.2.2 Funktionelle Veränderungen (Abb. 2)

Die entscheidende mechanische Auswirkung ist eine Einschränkung der Exspiration (funktionelle Residualkapazität, exspiratorisches Reservevolumen, Residual-

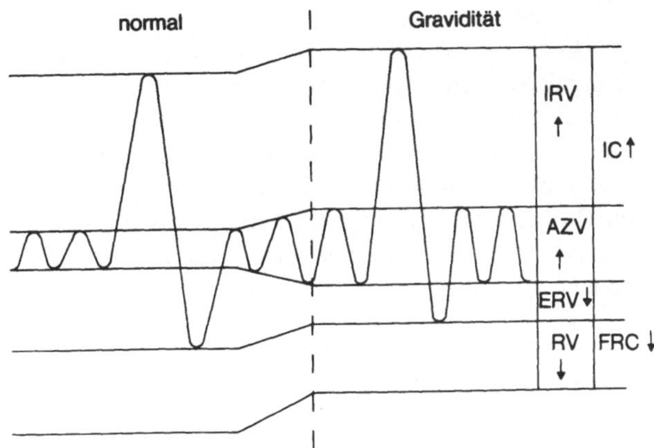

Abb. 2. Veränderungen von Lungenvolumina und -kapazitäten in der Schwangerschaft (*IRV* Inspiratorisches Reservevolumen, *RV* Residualvolumen, *IC* Inspirationskapazität, *FRC* Funktionelle Residualkapazität, *AZV* Atemzugvolumen, *ERV* Exspiratorisches Reservevolumen)

volumen). Ein kompensatorischer Gewinn auf der inspiratorischen Seite (inspiratorisches Reservevolumen, inspiratorische Kapazität) verhindert zwar den Abfall der Vitalkapazität und Totalkapazität und gewährt die bedarfsadaptierte Ventilationssteigerung (Atemfrequenz, Atemzugvolumen, Atemminutenvolumen, alveoläre Ventilation), es bleibt jedoch ein erhöhtes Risiko:

1. Die Zunahme der alveolären Ventilation und die durch Erniedrigung der funktionellen Residualkapazität bedingte Verkleinerung des auszuwaschenden Volumens bewirkt ein rascheres An- und Abfluten von Inhalationsanaesthetica.
2. Die bei kleiner funktioneller Residualkapazität verminderte Sauerstoff-Reserve und der erhöhte Sauerstoffverbrauch bedeuten eine Prädisposition zur Hypoxie (Archer u. Marx 1974).
3. Bei konstantem „closing volume“ (als Grenze zur Atelektasenbildung) und bei erniedrigter funktioneller Residualkapazität besteht eine erhöhte Gefahr der Atelektasenbildung (Bevan u. Holdcraft 1974).

Die sich daraus ergebenden Forderungen der Prophylaxe von Hypoxie- und Hypoventilation sind in Tabelle 3 dargestellt.

Tabelle 3. Beatmung in der Schwangerschaft

Beatmung in der Schwangerschaft – Cave Hypo- oder Hyperventilation!
1. Präoxygenierung vor Intubation mindestens 2 min FIO_2: 1,0
2. Während Narkose: FIO_2: 0,5 AMV: 100 – 120 ml/kg KG
3. Monitoring: Arterielle Blutgasanalysen Endexspiratorisches CO_2

Die physiologische Hyperventilation der Schwangeren mit P_aO_2-Anstieg und P_aCO_2-Abnahme bei konstantem pH durch Abnahme der Plasmapufferkapazität erreicht dann die Grenzen ihrer Zweckmäßigkeit, wenn z. B. schmerzbedingt intra partum oder durch übermäßige maschinelle Hyperventilation der Umschlag in eine respiratorische Alkalose erfolgt (kritischer Wert: P_aCO_2 unter 30 mm Hg), was sowohl den cerebralen (Tetanie, Bewußtlosigkeit) als auch den uterinen Blutfluß (fetale Hypoxie und Acidose) reduziert. Wie bei den Kreislaufreaktionen kann die Regionalanaesthesie auch hier eine überschießende Aktivierung verhindern.

2.3 Magen-Darm-Trakt

Die Aspiration und ihre Folgen, die Aspirationspneumonitis (Mendelson-Syndrom) und die Aspirationspneumonie, sind die häufigsten mütterlichen Todesursachen. Durch den wachsenden Uterus wird der Magen insgesamt nach cranial in Querlage verdrängt. Bei nach dorsal und cranial rotiertem Pylorus und verminderter Motilität ist die Entleerungszeit verlängert (60%) (Steinhoff et al. 1979). Der Tonus der Magenwand, das sezernierte Volumen und die Acidität sind gesteigert. Während in den meisten Fällen der erhöhte Öffnungsdruck des gastrooesophagealen Sphincters zu einer ausreichenden Absicherung führt, kann bei einem Teil der Patientinnen dieser Schutzmechanismus versagen. Dies kann mit dem relativ häufigen Auftreten von Hiatushernien in der Schwangerschaft (Anamnese: Sodbrennen = „heart burn") (Lind et al. 1968) zusammenhängen. Hauptsymptom der „chemischen Pneumonie" durch Säureeinwirkung (Volumengrenze >25 ml, pH-Grenze $<2{,}5$) ist ein interstitielles und alveoläres Lungenödem.

Die Häufigkeit von Aspirationszwischenfällen bei der Sectio-Narkose wird in der Literatur mit 0,8% angegeben (Crawford u. Opit 1976).

2.3.1 Prophylaxe der Aspiration

Eine assistierte oder kontrollierte Maskenbeatmung sollte vermieden werden. Von der Atropinprämedikation erwartet man sich einen günstigen Einfluß auf den pH-Wert und die Menge des Magensaftes. Dem steht entgegen, daß Atropin den Tonus der Kardia teilweise bis auf 50% senkt. Da diese Wirkung nur wenige Minuten nach einer Atropingabe auftreten kann, sollte unmittelbar vor Narkoseeinleitung Atropin nur bei strenger Indikation intravenös injiziert werden (Sehhati 1977). Wir legen immer eine Magensonde vor der Narkoseeinleitung und entfernen sie nach der – meist unvollständigen – Entleerung des Magens wieder, damit sie nicht als Schiene für den Reflux wirken kann (Tabelle 4).

Die Antacidaprophylaxe muß zur Diskussion gestellt werden, da einerseits manche Statistiken zeigen, daß die Zahl von Aspirationstodesfällen trotz Antacidagabe gleich bleibt und andererseits sowohl klinisch (1 Todesfall) (Heaney u. Jones 1979) als auch tierexperimentell schwerwiegende pulmonale Veränderungen (Riesenzellformationen) nach einer Antacidaaspiration beschrieben wurden, vor allem bei kolloidalen Suspensionen. Auch die Anwendung von löslichen

Tabelle 4. Aspirationsprophylaxe bei Narkosen in der Geburtshilfe

1. Immer ITN
2. Magensonde – vor Einleitung wieder ziehen!
3. Kopftiefseitenlage li
4. Nichtdepolarisierendes Relaxans vorgeben
5. Crash-Intubation
6. Cricoid-Druck
7. Nicht zu frühe oder wache Intubation
8. (Antacida)

Tabelle 5. Auswirkungen von Lösungen mit unterschiedlichem pH auf die pulmonale Funktion (P_AO_2 = arterieller PO_2, Q_S/Q_T = Shunting) und die Lungenhistologie nach Aspiration beim Hund. (Modifiziert nach Gibbs 1969)

	pH	P_AO_2 %	Q_S/Q_T %	Histologische Veränderungen	
				48 h	4 Wochen
Kochsalzlösung	5,9	26	26	(+)	∅
Alkalische Salzlösung	8,3	31	80	(+)	∅
Saure Salzlösung	1,8	56	270	+ +	∅
Antacidalösung	8,3	46	160	+ +	+

Antacida (0,3 mol Natriumcitratlösung) ergibt keine Unterschiede in der pulmonalen Dysfunktion nach Aspiration.

Die in Tabelle 5 dargestellten tierexperimentellen Ergebnisse ergaben nach Antacidaaspiration (Aluminiumhydroxyd und Magnesiumhydroxyd) im Vergleich zur Säureaspiration eine zwar geringere, aber länger anhaltende pulmonale Störung (Gibbs et al. 1979).

Von den sekretionshemmenden Pharmaka, wie Cimetidin (Tagamet), Metoclopramid (Paspertin) und Pirenzepin (Gastrozepin), sind die Einflüsse auf Placenta und Fetus noch nicht ausreichend untersucht. Extreme Lagerungen, wie die bei der Narkoseeinleitung des Ileuspatienten empfohlene Absenkung des Oberkörpers mit Kopfseitenlage links, ist für die Schwangere nur kurzfristig tolerabel, da dadurch die Atmung stark behindert wird. Eine horizontale Lagerung könnte aber zum Cava-Kompressions-Syndrom führen. Wir bevorzugen daher eine Kopftiefseitenlage bei beschleunigter Narkoseeinleitung. Eine kleine Dosis eines nicht depolarisierenden Relaxans wird zur Vermeidung von Succinylcholinfibrillationen vorgegeben. Eine sog. „Crash-Intubation" mit gleichzeitiger Gabe von Hypnoticum und Relaxans zur Vermeidung einer zeitlichen Verzögerung wird empfohlen, wobei eine Hilfsperson einen leichten Cricoiddruck ausübt. Die Intubation sollte aber zeitgerecht, d. h. nicht zu früh oder gar beim wachen Patienten erfolgen.

2.3.2 *Therapie der Aspiration*

Wenn eine Aspiration erfolgt ist, sollte der Patient sofort intubiert und mit 100% Sauerstoff beatmet werden. Das Sekret wird durch Absaugen und Lavage mit physiologischer Kochsalzlösung entfernt.

Es folgt eine symptomatische Intensivtherapie ähnlich wie bei der posttraumatischen pulmonalen Insuffizienz mit Schock- und Acidosebekämpfung. Die rechtzeitige hochdosierte Gabe von Corticosteroiden soll der pulmonalen Permeabilitätssteigerung entgegenwirken.

3 Fetales Risiko

Bei der systemischen Applikation der im Rahmen einer Vollnarkose erforderlichen Pharmaka wird auch der Fetus den suppressiven Wirkungen und Nebenwirkungen der Narkose ausgesetzt. Die dabei auftretenden Blutspiegel sind hoch, und die Placenta bietet nur eine unzureichende Schutzfunktion (Tabelle 6):

a) *Dehydrobenzperidol* sollte nicht vor der Entwicklung des Kindes gegeben werden. Bei einer Periduralanaesthesie kann es nach Entwicklung des Kindes sinnvoll sein, da z. B. bei der Sectio caesarea ein vegetativ ausgelöster Brechreiz relativ spät auftreten kann.

b) *Diazepam* (maximale Dosis 10 mg) wird aus unbekannten Gründen im Fetus regelrecht konzentriert (Alper 1979). Durch eine Leberbeeinflussung oder Anhäufung in nervalen Strukturen fördert es einen Kernikterus und ist bei RH-Inkompatibilität kontraindiziert.

Tabelle 6. Placentare Passage, fetale Konzentrationen, Auswirkungen auf die uterine Kontraktilität und den Fetus bei verschiedenen Narkosemitteln

	Placenta-passage	Fetale Konzentration in %	Uterus-kontraktion	Auswirkung auf Fetus
DHB		80	↑	Lange allgemeine Depression
Diazepam	gut – schnell	100 – 200	↓	Lange allgemeine Depression Kernikterus
Opiate	gut – schnell	40 – 100	↓↑	Lange allgemeine Depression antagonisierbare Atemdepression
Barbiturate	gut – schnell	70 – 100	↓	Kurze allgemeine Depression
Ketamin	gut – schnell	70 – 100	↑	Geringe allgemeine Depression (Atemdepression)
Lachgas	gut – schnell	50 – 80	↓	Späte, lange allgemeine Depression
Halothan		50 – 60	↓	Kurze allgemeine Depression
Enfluran	langsam (?)	50 – 60	(↓)	Kurze allgemeine Depression

c) *Opiate* können die Uteruskontraktion in niedrigen Dosen steigern, in hohen Dosen hemmen. Die Atemdepression ist antagonisierbar (Naloxon).

d) *Barbiturate* (maximale Dosis 3 – 4 mg Thiopental/kg KG) sind günstiger, als lange Zeit angenommen wurde. Sie werden vorwiegend in der fetalen Leber abgefangen (First-pass-Effekt). Früher hat man nach Barbituratgabe das Kind möglichst schnell entwickelt. Dieses Vorgehen erscheint unbegründet, da die maximale Barbituratkonzentration im Fetus bereits nach einer Minute erreicht wird und dann abfällt. Die fetale Depression bei einem längeren Zeitraum zwischen Einleitung und Entwicklung geht z. T. auf die damit verbundene längere Uterusmanipulation zurück. Das Intervall zwischen Uteruseröffnung und Entwicklung des Kindes ist ein wichtiger Faktor der fetalen Depression.
Im Tierversuch wurde nach hochdosierten Barbituratgaben ein protektiver Effekt gegen asphyktische Hirnschäden entdeckt (Vannucci u. Wolf 1978). Dieser Schutzmechanismus ist auch dem Etomidat zu eigen, das aber wegen seiner fehlenden analgetischen Potenz bei einer Narkoseeinleitung zur Sectio caesarea weniger gut geeignet ist, obwohl es nur geringe fetal depressive Eigenschaften besitzt.

e) *Ketamin* ist bei einer Hypertonie (Gestose) kontraindiziert. Hohe Dosen führen zur Atemdepression.

f) *Lachgas*, das lange Zeit für harmlos gehalten wurde, zeigt gerade im geburtshilflichen Bereich ungünstige Nebenwirkungen. So führt es zu einer langen allgemeinen fetalen Depression, die spät auftritt (ca. 10 min nach Entwicklung) (Marx 1973). Ein Zusammenhang zwischen dieser Verzögerung und einer „Diffusionshypoxie“ wird diskutiert.

d) *Halothan und Enfluran* sind aufgrund neuerer Untersuchungen günstig. Sie werden vom Fetus post partum schnell eliminiert. Die neonatale Depression nach Vollnarkose muß mehr auf das Lachgas als auf die halogenierten Kohlenwasserstoffe zurückgeführt werden (Abboud et al. 1979). Ein geringer Zusatz von Inhalationsnarkoticum (0,5 Vol% Halothan) reduziert zudem die mütterliche Catecholaminfreisetzung und verbessert damit die kindlichen Bedingungen.

h) *Relaxanzien* (Tabelle 7) passieren in der Regel nicht die Placenta; beim Pancuronium ist dies allerdings fraglich. Succinylcholin ist vorteilhaft, weil es im

Tabelle 7. Placentare Passage, fetale Konzentrationen, Auswirkungen auf die uterine Kontraktilität und den Fetus bei verschiedenen Relaxanzien

	Placenta-passage	Fetale Konzen-tration	Uterus-kontraktion	Auswirkung auf Fetus
Succinylcholin (unter 300 – 500 mg)	∅	∅	(↑)	Inaktivierung in Placenta Placentacholinesterase
Curare Alloferin (unter 12 mg)	∅	∅	∅	Keine Inaktivierung in Placenta
Pancuronium	(+)?	∅	∅	Antagonisierbar

Gegensatz zu den nicht depolarisierenden Relaxanzien in der Placenta und im Fetus schnell inaktiviert wird und ohnehin nur kurz wirkt. Aus diesem Grund wird die alleinige Verwendung von Succinylcholin empfohlen, zumal in Einzelfällen nach Alloferin eine antagonisierbare Relaxierung des Neugeborenen beobachtet wurde, die auf gelegentlich histologisch nachweisbare Defekte der Placentamembran zurückgeführt wird (Poppers 1975).

Ohne Zweifel ergeben sich eine Reihe praktikabler Möglichkeiten, insbesondere das mütterliche, parallel dazu aber auch das fetale Risiko einer geburtshilflichen Vollnarkose deutlich zu reduzieren (Fox et al. 1979).

Hierbei sind insbesondere zu beachten:
- Strenges Einhalten der Kopftiefseitenlage während der Narkoseeinleitung.
- Durchführung jeder geburtshilflichen Vollnarkose mit Intubation, wobei alle Maßnahmen getroffen werden müssen, um eine Aspiration zu verhindern.
- Anpassung der Beatmung an die speziellen Ventilationsverhältnisse der Schwangeren.
- Eine durch ein umfassendes Monitoring überwachte Stabilisierung des mütterlichen Kreislaufs durch einerseits schonende, andererseits analgetisch ausreichende Narkoseverfahren.

Basierend auf den beiden vorausgehenden Abschnitten über mütterliches und fetales Risiko ergibt sich folgendes Schema zur Vollnarkose bei Sectio caesarea:
- Präoxygenierung (5 min)
- Präcurarisierung (z. B. 2 ml Alloferin)
- Kopftiefseitenlage
- Thiopental 3 – 4 mg/kg KG
- Succinylcholin 1 mg/kg KG
- Keine Beatmung – Regurgitationsgefahr!
- Intubation
- Lachgas: Sauerstoff = 1 : 1
- Beatmung: 100 ml/kg KG/min
- Halothan bis 0,5 Vol.-%
- Kurz vor Uteruseröffnung 100% Sauerstoff
- Nach Abnabelung Neuroleptanalgesie und Relaxierung

4 Periduralanaesthesie als Alternative zur Vollnarkose

Die regionalen Techniken, vor allem die Periduralanaesthesie (PDA), besitzen ohne Zweifel Vorteile gegenüber einer Vollnarkose in der Geburtshilfe. Allerdings müssen auch hier entsprechende Kautelen (Lagerung, Oxygenierung, vor allem aber Kreislaufstabilisierung) (Hollmen et al. 1978) beachtet werden (Crawford u. Opit 1976; Marx 1973; Palahniuk 1979).

Ausgehend von unserer anaesthesiologischen Statistik des Jahres 1979 in der Geburtshilfe sollen im folgenden die Vollnarkose und Periduralanaesthesie kritisch gewürdigt werden, wobei für beide Verfahren aus unserer Sicht Indikationen abgesteckt werden. Von den 1265 Geburten im Jahre 1979 im Zentrum für Frauenheilkunde der Justus-Liebig-Universität Gießen waren 91% Spontangeburten, wobei die Schmerzausschaltung bei 53% der Patientinnen durch Pethidingabe, Pudendusblock oder Lokalanaesthesie bewirkt wurde. 47% der Spontangeburten wurden in Periduralanaesthesie durchgeführt. Bei 112 Patientinnen (9%) war eine Sectio caesarea erforderlich, wobei 94% dieser Operationen in Periduralanaesthesie durchgeführt wurden. Eine Vollnarkose zur Schnittentbindung wurde in 7 Fällen durchgeführt. Zusätzlich waren 46 Vollnarkosen bei Spontangeburten ohne Leitungsanaesthesie erforderlich.

Der hohe Prozentsatz von Leitungsanaesthesien zur Sectio caesarea (94%) bei einem Anteil von 47% Periduralanaesthesien während der Spontanentbindung ergibt sich dabei aus dem Bestreben, bei allen Geburtssituationen, aus denen sich die Notwendigkeit zu einem operativen Eingreifen entwickeln könnte, durch rechtzeitiges Anlegen der Periduralanaesthesie die sonst evtl. notwendige Vollnarkose zu umgehen. Der überwiegende Teil der Periduralanaesthesien wurde dabei in einer frühen Phase der Geburt (Muttermund 2 – 3 cm) begonnen. Damit erreichen wir neben dem „angenehmen Service“ zur Schmerzausschaltung unter der Geburt bei allen Risikoentbindungen die Möglichkeit zur sofortigen operativen Entwicklung des Kindes ohne weitere anaesthesiologische Maßnahmen. Wenn zum Zeitpunkt der Indikationsstellung zur akuten Sectio caesarea über den liegenden Periduralkatheter die Nachinjektion des Lokalanaestheticums erfolgt, ist die Patientin nach Ankunft im Operationssaal, Lagerung, Abwaschen und Abdecken in aller Regel ohne Gabe weiterer Narkosemittel völlig schmerzfrei und „operationsbereit“.

Der bei Leitungsanaesthesien größere Anteil von Vacuumextraktionen (13% gegenüber 5%) kann dabei nicht allein auf die Blockade-bedingte motorische Beeinträchtigung zurückgeführt werden. Er hängt auch mit der angestrebten Auswahl der Patientinnen für dieses Verfahren zusammen, da in der PDA-Gruppe der Anteil von Erstgebärenden und Geburtseinleitungen, d.h. einer medikamentösen Weheninduktion, größer ist.

Tabelle 8 zeigt einen Vergleich der Gruppen mit und ohne PDA im Hinblick auf Maßnahmen, bei denen die in der Regel vom Geburtshelfer durchgeführten Verfahren zur Schmerzausschaltung wie Pudendusblockade und Lokalanaesthe-

Tabelle 8. Spontangeburten und Sectio-caesarea-Komplikationen. (Frauenklinik der Universität Gießen)

		%		%
Spontangeburten	ohne PDA 615	(53,34)	mit PDA 538	(46,66)
Lacerationen insgesamt	113	(18,37)	67	(12,45)
Multiple Lacerationen	43	(6,99)	12	(2,23)
Manuelle Placentalösung	11	(1,79)	11	(2,04)
Nachcurettage	17	(2,76)	20	(3,74)
Uterusruptur	1			
Sectio caesarea	ohne PDA 7	(6,25)	mit PDA 105	(93,75)
Aspiration zusammen	2		(1)	

sie nicht ausreichen, so daß die Mithilfe eines Anaesthesisten erforderlich wird. Hierzu gehören neben der Sectio caesarea ausgedehnte, hohe Rißverletzungen, manuelle Placentalösungen, Nachcurettage.

Es ergeben sich dabei folgende Gesichtspunkte:

a) Insgesamt ist die Rate von Geburtsverletzungen der Mutter bei PDA niedriger – trotz der ohne Zweifel bestehenden häufigeren Notwendigkeit von Extraktionsverfahren –, was mit einer besser koordinierten, weil schmerzfreien Kooperation der Patientin, bzw. mit dem primär unerwünschten relaxierenden Effekt der PDA zusammenhängen kann.

b) Durch die PDA kann die Rate der erforderlichen Vollnarkosen und damit das Risiko auf der mütterlichen Seite reduziert werden, aufgezeigt am Beispiel von Regurgitation und Aspiration. Diese Komplikation trat bei einer nach Entwicklung des Kindes erforderlichen Vollnarkose auf (fälschlicherweise Maskennarkose) sowie bei einer Einleitung zur Sectio in Vollnarkose. Bei einer Schnittentbindung in PDA mit zusätzlicher starker Sedierung durch Benzodiazepine wurde postoperativ der Verdacht auf eine „schleichende Aspiration" ausgesprochen. Durch die Sedierung kann einer der entscheidenden Vorteile der Leitungsanaesthesie, nämlich die Sicherheit vor Aspirationen, in Frage gestellt werden. Bei unzureichender Periduralanaesthesie in der Geburtshilfe ist auch während der Schnittentbindung der Übergang zur Intubationsnarkose erforderlich.

Schwerwiegende Folgen im Sinne eines „Mendelson-Syndroms" traten bei den von uns beobachteten zwei bzw. drei Fällen von Regurgitation und Aspiration wohl aufgrund rechtzeitiger Gegenmaßnahmen nicht auf.

Bei einem Fall von Uterusruptur ohne PDA handelte es sich um eine sehr ausgedehnte Zerreißung mit massiver intraabdomineller Blutung (2,5 l Blut im Abdomen), wobei der Fetus praktisch frei in der Bauchhöhle lag.

Die Diagnosestellung erfolgte in 1 – 2 min, die Narkoseeinleitung in 4 min und die Entwicklung des Kindes mit sofortiger anschließender Reanimation in 6 min nach dem Ereignis. Mutter und Kind haben diese Komplikationen überlebt. Der zweite Fall einer teilweisen Ruptur bei einer Patientin unter Periduralanaesthesie wurde erst nach der Entwicklung des Kindes bei einer Nachblutung diagnostiziert, wobei die Laparotomie in der bestehenden Periduralanaesthesie durchgeführt wurde. Es sei in diesem Zusammenhang auf das Risiko einer Verschleierung der Ruptursymptomatik durch die Leitungsanaesthesie hingewiesen. Allerdings wird der bei einer massiven Zerreißung mit sofortiger Entwicklung eines akuten Abdomens eintretende Schmerz nach den Erfahrungen anderer Autoren auch bei liegender Periduralanaesthesie wahrgenommen.

Zu erwähnen bleibt noch, daß in dem in unserer Statistik überblickten Zeitraum keine Vollnarkose im Kreißbett durchgeführt wurde, obwohl dort selbstverständlich Narkosegerät, Narkoseinstrumentarium, Medikamente, Monitoring und Defibrillator bereitstehen, schon wegen der möglichen Risiken einer PDA. Nach der Vorbereitung der Patientin durch den für den Kreißsaal ständig zur Verfügung stehenden Anaesthesisten werden alle Eingriffe in Vollnarkose im sog. Sectiosaal, nur wenig vom Kreißsaal entfernt, vorgenommen, wo alle Voraussetzungen für einen sofortigen Operationsbeginn gegeben sind, so daß die zeitliche Verzögerung durch den kurzen Transport wieder ausgeglichen wird.

Störende Einflüsse auf den Kreißsaalbetrieb werden vermieden, und zugleich sind die Bedingungen bei einer evtl. erforderlichen Ausdehnung des Eingriffs im Operationssaal günstiger.

5 Abgrenzung der Indikationen zur Vollnarkose bzw. Periduralanaesthesie in der Geburtshilfe

Während die Indikation zur Vollnarkose erst dann gegeben ist, wenn sich die Notwendigkeit zum operativen Eingreifen in der Geburtsphase herausgestellt hat, kann die Periduralanaesthesie schon prophylaktisch angelegt werden, wenn erst eine gewisse Wahrscheinlichkeit zu einem operativen Vorgehen gegeben ist.

Der Anaesthesist sollte die vor der Entbindung stehenden Patientinnen möglichst schon im Rahmen der Schwangerenberatung nicht nur über die Möglichkeit der Periduralanaesthesie als Methode der Schmerzausschaltung unter der Spontangeburt aufklären, sondern auch über die Vollnarkose.

Eine Indikation zur Periduralanaesthesie besteht demnach bei jeglicher Art von Risikogeburt und zwar sowohl bei kindlichem Risiko (Frühgeburt, Fehllage, Zwillinge, placentare Perfusionsstörung) als auch insbesondere bei mütterlichem Risiko (kardiale und pulmonale Erkrankung, Gestose), mit Ausnahme der allgemeinen Kontraindikationen zur rückenmarksnahen Leitungsanaesthesie (Ablehnung durch die Patientin, Gerinnungsstörung, Allergie gegen Lokalanaesthetica, neurologische oder Wirbelsäulenerkrankungen).

Die Indikation zur Vollnarkose, die sich natürlich erst bei einem erforderlichen operativen Eingreifen stellt, ergibt sich demnach bei den genannten Kon-

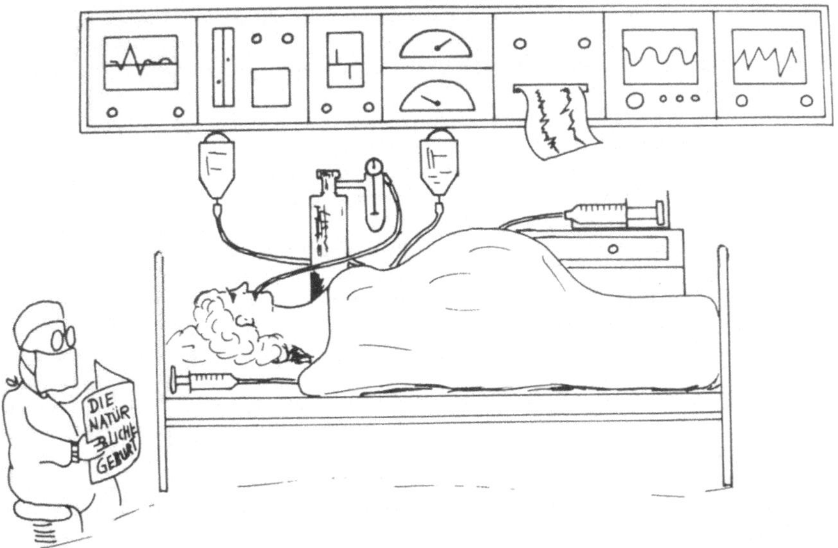

Abb. 3. Die Technisierung im Kreißsaal

traindikationen zur Leitungsanaesthesie, oder wenn aus zeitlichen Gründen eine Leitungsanaesthesie nicht mehr angelegt werden kann. Die manifeste Eklampsie macht ebenfalls eine Intubationsnarkose (cerebrale Krampfprophylaxe oder -therapie, postoperative Nachbeatmung zur Schocklungenprophylaxe, Frage der schon manifesten Gerinnungsstörung) unumgänglich.

Die Gefahr einer Uterusruptur unter PDA, z. B. nach vorausgegangenen operativen Eingriffen an der Gebärmutter, stellt ein besonderes Problem dar. Es sollte zu einer besonderen Überwachung der jeweiligen Patientin Anlaß geben. Hier wäre die PDA als relative Kontraindikation aus geburtshilflicher Sicht anzusehen.

Abbildung 3 soll zeigen, daß die Technisierung im Kreißsaal eine erhebliche psychische Belastung für die Patientin darstellen kann, und daß wir uns darüber klar sein müssen, daß die Geburt letzten Endes ein natürlicher Vorgang ist.

Literatur

Abboud T, Henriksen E, Kim SH, Chen TC, Levinson G, Shnider SM (1979) Enflurane and halothane: Effects of placental transfer. ASA Abstr Anesthesiology 51/3:306

Alper MH (1979) Perinatal pharmacology. ASA annual refresher course lecture. ASA Publ, lecture 126, pp 1 – 7

Archer GW, Marx GF (1974) Arterial oxygenation during apnoea in paturient woman. Br J Anaesth 46:358 – 360

Bevan DR, Holdcraft A, Loh L (1974) Closing volume and pregnancy. Br Med J 1:13 – 15

Bonica JJ (1972) Obstetric analgesia and anesthesia. Springer, Berlin Heidelberg New York

Craft JB, Co EG, Yonekura ML, Gilman RM (1979) Nitroglycerin effect in the hypertensive pregnant ewe. ASA Abstr Anesthesiology 51/3:308

Crawford JS, Opit LJ (1976) A survey of the anaesthetic services to obstetrics in the Birmingham region. Anaesthesia 31:56

Fox GS, Smith JB, Namba Y (1979) Anesthesia for cesarean section: further studies. Am J Obstet Gynecol 133:15 – 19

Gibbs CP, Schwartz DJ, Wynne JW (1979) Antacid pulmonary aspiration in the dog. Anesthesiology 51:380 – 385

Hazel B, Monier D (1971) Human serum cholinesterase: Variations during pregnancy and postpartum. Can Anaesth Soc J 18:272 – 277

Heaney GAH, Jones MD (1979) Aspiration syndromes in pregnancy. Br J Anaesth 51:266 – 267

Hollmen AI, Jouppila R, Koivisto M (1978) Neurology activity of infants following anesthesia for cesarean section. Anesthesiology 48:350 – 356

Howard BK, Goodson JH, Mengert WF (1953) Supine hypotensive syndrome in late pregnancy. Obstet Gynecol 1:371 – 377

Knuttgen HG, Emerson K (1974) Physiological response to pregnancy at rest and during exercise. J Appl Physiol 36:549 – 553

Lind FJ, Smith AM, McIver DK (1968) Heartburn in pregnancy, a manometric study. Can Med Assoc J 98:571 – 574

Lund CJ, Donovan JC (1967) Blood volume during pregnancy. Am J Obstet Gynecol 98:393 – 403

Marx GF (1973) Anesthesia for elective caesarean section. In: Marx GF (ed) Parturition and perinatology. Davis, Philadelphia, pp 178 – 184

Marx GF, Orkin LR (1969) Physiology of obstetric anesthesia. Thomas, Springfield, p 18

Palahniuk RJ (1979) Obstetric anesthesia in the healthy parturient. ASA annual refresher course lecture. ASA Publ, lecture 127, pp 1 – 4

Poppers PJ (1975) The use of muscle relaxants in obstetrics. In: Katz RC (ed) Muscle relaxants. North-Holland, Amsterdam Oxford New York, pp 188 – 199

Sehhati GH (1977) Die Wirkung von Praemedikationsmitteln auf den unteren Oesophagussphinkter (UÖS). Anaesthesist 26:489–492

Shnider SM, Levinson G (1980) Anesthesia for obstetrics. Williams & Wilkins, Baltimore

Steinhoff H, Strasser K, Heuler R (1979) Regurgitation und Aspiration von Magensaft während der Geburt. Anaesthesist 28:463–467

Vannucci RC, Wolf JW (1978) Oxidative metabolism in fetal rat brain during maternal anesthesia. Anesthesiology 48:238–244

Wheeler AS, James FM, Greiss FC, Meis PJ, Rose JR, Fishburne JI, Dewan DM (1979) Nitroglycerin and the uterine vasculature in gravid ewes. Obstetric anesthesia and perinatology. Anesthesiology 51/3:291

Wright RG, Shnider SM, Levinson G (1978) The effect of maternal stress on plasma catecholamines and uterine blood flow in the pregnant ewe. Abstracts of scientific papers, ASA annual meetings. ASA Publ., lecture, p 113

Peridurale Opiatanalgesie in der Geburtshilfe

H. Müller, A. Brähler, M. Stoyanov und G. Hempelmann

Die spinale oder peridurale Punktion im Bereich der unteren Lendenwirbelsäule ermöglicht einen direkten Zugang zu zentralen, die untere Körperhälfte versorgenden Nervenstrukturen. So ist die rückenmarksnahe Applikation von Lokalanaesthetica eine seit langer Zeit in der Anaesthesie gebräuchliche Methode, die dann Vorteile gegenüber der Allgemeinnarkose bietet, wenn aus den systemischen Wirkungen von intravenös oder per inhalationem zugeführten Anaesthetica unerwünschte Risiken für den Patienten erwartet werden können. Ein typisches Beispiel für eine derartige Situation ist die unter der Geburt erforderliche Schmerzbekämpfung bei der Mutter, denn dabei soll eine gleichzeitige Beeinträchtigung des ungeborenen Kindes vermieden werden.

Nach der Entdeckung von Opiatreceptoren im Rückenmarksbereich (Alper 1979) lag es nahe, die bei den zentralen Blockaden mit Lokalanaesthetica üblichen Zugangswege auch für eine rückenmarksnahe Opiatapplikation zu nutzen. Diese Methode wurde erfolgreich vor allem bei der Behandlung chronischer und postoperativer Schmerzen angewandt (Behar et al. 1979; Magora et al. 1980; Müller et al. 1980; Wang et al. 1979; Zenz 1981). Die in der Geburtshilfe von der periduralen oder intrathecalen Opiatanalgesie erwarteten Vorteile gegenüber der konventionellen Periduralanaesthesie mit Lokalanaesthetica waren vor allem die Vermeidung einer sympathischen Blockade und einer motorischen Beeinträchtigung bei der Mutter sowie die lange Wirkungsdauer der einzelnen periduralen Opiatgabe. In einer tierexperimentellen Studie (Yaksh et al. 1979) ergab sich eine Erhöhung der Schmerzschwelle bei gebärenden Ratten ohne fetale Beeinträchtigung. Diese Untersuchung bezog sich jedoch auf mechanische und thermische Reize der Haut und nicht auf den Geburtsschmerz selbst. Dennoch hatten die Ergebnisse einen euphorischen Leitartikel in „Anesthesiology“ zur Folge, wobei sie als „potentiell revolutionäres Konzept“ der geburtshilflichen Schmerzbekämpfung herausgestellt wurden (Alper 1979).

Die bislang vorliegenden klinischen Erfahrungen waren aber zumeist enttäuschend. Mit der niedrigen periduralen Opiatdosis, die zur Behandlung chronischer Schmerzen ausreichte, konnte unter der Geburt nur in Ausnahmefällen eine zumeist unbefriedigende Schmerzreduktion erreicht werden (Bapat et al. 1979; Husemeyer et al. 1980; Magora et al. 1980; Perriss 1979; Writer 1980). Bei hohen periduralen Opiatdosen ergab sich eine analgetische Wirkung (Hartung et al. 1980; Perriss 1980), die aber zumindest teilweise über zwangsläufig auftretende resorptionsbedingte Blutspiegel als cerebrale Opiatwirkung erklärt werden muß. Hohe peridurale Dosen bieten auch keine Vorteile gegenüber der systemischen Opiatgabe, die bekanntlich zu einer Beeinträchtigung des Neugeborenen in den ersten Lebenstagen (gestörtes neurologisches Verhaltensmuster, herabgesetzter Muskeltonus) führen kann (Corke 1977).

Die bei der intrathecalen Morphingabe unter der Geburt (Baraka et al. 1981; Scott et al. 1980) beschriebene Schmerzreduktion steht im Einklang mit der von anderen Indikationen her bekannten Erfahrung, daß eine intrathecale Opiatapplikation einen deutlicheren Effekt bewirkt als eine peridurale Opiatgabe. Parallel dazu nehmen aber unerwünschte Nebenwirkungen wie Sedierung, Übelkeit und Juckreiz zu (Baraka et al. 1981). Darüber hinaus ist der spinale Zugangsweg mit dem erhöhten Risiko einer späten Atemdepression verbunden (Davies et al. 1980; Glynn et al. 1979; Liolios u. Andersen 1979), wobei die dabei vermutete Ascension des Opiatbolus im Liquor eventuell durch die intraabdominelle Drucksteigerung unter der Geburt gefördert werden kann.

Als Ursache für die nur geringe Wirksamkeit periduraler Opiate unter der Geburt wurde einerseits die gesteigerte Absorption durch eine vermehrte Vascularisation des Periduralraums während der Schwangerschaft vermutet (Husemeyer et al. 1980). Außerdem fehlt bei der periduralen Opiatanalgesie eine sympathische Blockade (Behar et al. 1979; Magora et al. 1980), die aber einen wesentlichen Bestandteil der geburtshilflichen Analgesie darzustellen scheint (Bonica 1972). Schließlich sollte berücksichtigt werden, daß tierexperimentelle Studien zur spinalen Opiatwirkung eine vorwiegende Hemmung von C-Faser-Afferenzen (dumpfer Schmerz) bei weitgehend unbeeinträchtigter Transmission der Aδ-Faser-Afferenzen (heller Schmerz) gezeigt haben (Yaksh 1981).

Es stellt sich demnach die Frage, ob der mit der Anlage des Katheters verbundene Aufwand bei der geringen Effektivität periduraler Opiate überhaupt gerechtfertigt ist. Was bleibt, ist die Verwendung des periduralen Opiats als Adjuvans einer konventionellen geburtshilflichen Periduralanaesthesie mit Lokalanaesthetica. Die Zweckmäßigkeit dieser Kombination ergibt sich aus einem bei unterschiedlichsten Indikationen der periduralen Opiat-Analgesie (Müller et al. 1980; Yakashita et al. 1979), so auch in der Geburtshilfe (Magora et al. 1980; Writer et al. 1980), festgestellten Synergismus zwischen periduralem Opiat und Lokalanaestheticum. Dieser Zusammenhang ist Ausdruck einer Besonderheit, von der man annehmen kann, daß sie eine allgemeine Eigenschaft aller spinalen Modulationssubstrate darstellt: die Fähigkeit zur synergistischen Interaktion (Yaksh 1981).

In einer Doppelblindstudie konnten wir die synergistische Wirkungsverlängerung periduraler Lokalanaesthetica durch eine zusätzlich peridurale Opiatgabe darstellen. Bei Erstgebärenden mit 2 cm Muttermundsweite (n = 45) wurde zunächst in üblicher Weise eine Periduralanaesthesie angelegt (5 ml [Testdosis] und 7 ml [Initialdosis] Bupivacain 0,25%). 30 min später, also bei bereits bestehender Analgesie, erfolgte eine Nachinjektion von entweder 10 ml 0,9%iger Kochsalzlösung (n = 25) oder 0,05 mg/kg KG Morphin, auf gleiches Volumen mit Kochsalzlösung verdünnt (n = 20). Das Injektat wurde jeweils kurz vor der Applikation von einer an der Studie nicht beteiligten Person hergestellt. Für weitere Nachinjektionen, über deren Zeitpunkt die Patientinnen selbst entscheiden konnten, wurde wiederum Bupivacain 0,25% 7 ml verwendet.

Peridurales Morphin führte zu einer signifikanten Verlängerung der Bupivacainwirkung bis zur dritten Nachinjektion (Tabelle 1). Die Gesamtdosis und die

Tabelle 1. Wirkungsdauer der aufeinanderfolgenden periduralen Injektionen bei geburtshilflicher Periduralanaesthesie (Testdosis: 5 ml, Initialdosis und Reinjektionen: 7 ml Bupivacain 0,25%) mit (n = 20) und ohne (n = 25) eine einmalige peridurale Morphingabe (0,05 mg/kg KG) 30 min nach der Initialdosis. $\bar{x} \pm S\bar{x}$

Wirkungsdauer der aufeinanderfolgenden periduralen Injektionen (min)	Peridurale Applikation von	
	Bupivacain	Bupivacain + Morphin
1. Injektion	94 ± 11	169 ± 19
2. Injektion	89 ± 9	135 ± 11
3. Injektion	81 ± 18	110 ± 17
4. Injektion	99 ± 28	95 ± 36
5. Injektion	82 ± 24	80 ± 19

Tabelle 2. Vergleich der geburtshilflichen Periduralanaesthesie (Testdosis: 5 ml, Initialdosis und Reinjektionen: 7 ml Bupivacain 0,25%) mit (n = 20) und ohne (n = 25) eine einmalige peridurale Morphingabe (0,25 mg/kg) 30 min nach der Initialdosis: Gesamtdosis Bupivacain (mg), stündliche Dosis Bupivacain (mg/h), Dauer von Erstinjektion bis Entwicklung des Kindes (min), pH und BE des Neugeborenen, Häufigkeit von Lageanomalien und Notwendigkeit von Extraktionshilfen, Nebenwirkungen bei der Mutter. $\bar{x} \pm S\bar{x}$

	Peridurale Applikation von	
	Bupivacain	Bupivacain + Morphin
Gesamtdosis Bupivacain (mg)	72,1 ± 5,0	63,5 + 6,5
Stündliche Dosis Bupivacain (mg/h)	16,29	13,61
Dauer von Erstinjektion bis zur Entwicklung des Kindes (min)	300,6 ± 28,1	346,7 ± 46,0
pH des Neugeborenen	7,278 ± 0,015	7,314 ± 0,014
BE des Neugeborenen	−6,72 ± 0,69	−5,66 ± 0,73
Lageanomalien	1	3
Extraktionshilfen	2	2
Nebenwirkungen bei der Mutter:		
Erschwertes Pressen	8	0
Schmerzen durch Nachwehen	9	0
Erbrechen	1	2
Juckreiz	0	3

stündliche Dosis an Bupivacain waren in der Gruppe von Patientinnen, die zusätzlich eine einmalige peridurale Morphingabe erhalten hatten, deutlich niedriger als in der reinen Bupivacaingruppe. Für die Zeitdauer von der Erstinjektion bis zur Entwicklung des Kindes ergab sich kein signifikanter Unterschied zwischen beiden Gruppen; pH- und BE-Werte des Neugeborenen waren in der Bupivacain-Morphin-Gruppe signifikant besser. Trotz höherem Anteil von Lageanomalien in der Bupivacain-Morphin-Gruppe waren Extraktionshilfen nicht häufiger erforderlich. Erbrechen war in der Patientengruppe mit zusätzlicher Morphingabe häufiger. Juckreiz wurde nur in dieser Gruppe beobachtet (Tabelle 2). Bei einem Teil der Patientinnen der reinen Bupivacaingruppe traten eine erschwerte Koordination von Pressen und Austreibungswehen sowie postpartale Schmerzen durch Nachwehen auf.

Die kombinierte peridurale Anwendung von Lokalanaestheticum und Opiat (als Adjuvans) stellt eine vorteilhafte Alternative der Schmerzdämpfung unter der Geburt dar. Die Dosisreduktion an Lokalanaestheticum ergibt eine verbesserte fetale Situation, z. B. durch eine geringere Kreislaufbeeinträchtigung der Mutter. Bei einem Vergleich der kindlichen Blutgasverhältnisse und Apgarwerte (Geburtsstatistik der geburtshilflichen Abteilung des Zentrums für Frauenheilkunde der Justus-Liebig-Universität Gießen: Erstpara in der 2. Hälfte 1980) ergaben sich die günstigsten Verhältnisse für das Neugeborene in der Gruppe von Patientinnen, die im Rahmen einer geburtshilflichen Periduralanaesthesie mit Bupivacain eine einmalige frühzeitige peridurale Morphindosis (0,05 mg/kg KG) erhielten. Dabei waren auch die kindlichen Blutgaswerte bei einer Periduralanaesthesie ohne zusätzliche peridurale Opiatgabe besser als bei einer Geburt ohne Periduralanaesthesie (nur Pudendusanaesthesie in der Austreibungsphase) (Tabelle 3). Weitere Vorteile der Bupivacain-Morphin-Kombination peridural bestehen in der geringeren Beeinflussung der Geburtsmechanik in der Austreibungsphase sowie in einer Verminderung der Schmerzperception für Nachwehen (Redick u. Bromage 1980). Unklar ist noch die Relevanz der auch bei einer periduralen Opiatgabe möglichen resorptionsbedingten Blutspiegel für das Neugeborene (Barrier et al. 1980) und dadurch mögliche Veränderungen im frühkindlichen Verhaltensmuster (Writer et al. 1980). Bei der von uns praktizierten frühzeitigen periduralen Opiatgabe (kleine Muttermundsweite) waren in keinem Fall die Anzeichen einer opiatbedingten kindlichen Atemdepression nachweisbar. Auf das Opiat zu beziehende Nebenwirkungen bei der Mutter waren geringfügig. Es ergaben sich auch keine Hinweise auf eine späte Atemdepression bei der Mutter, wobei der Überwachungszeitraum im Kreißsaal von der periduralen Opiatapplikation bis zur Entlassung auf die Station im Durchschnitt 10 – 12 h betrug.

Tabelle 3. pH, BE und Apgar-score der Neugeborenen bei Erstpara (Geburtenstatistik der geburtshilflichen Abteilung des Zentrums für Gynäkologie und Geburtshilfe der Justus-Liebig-Universität Gießen, 2. Hälfte des Jahres 1980). Vergleich der kindlichen Parameter bei Patientinnen ohne Periduralanaesthesie (PDA) (n = 110) und mit Periduralanaesthesie unter Verwendung von Bupivacain (n = 225) bzw. unter Verwendung von Bupivacain und Morphin als einmalige Applikation (0,05 mg/kg KG) 30 min nach der Bupivacaininitialdosis (n = 39). $\bar{x} \pm S\bar{x}$

	Keine PDA	PDA mit	
		Bupivacain	Bupivacain + MO
pH des Kindes	7,276 ± 0,012	7,271 ± 0,009	7,314 ± 0,014
BE des Kindes	– 6,713 ± 0,782	– 6,085 ± 0,550	– 5,669 ± 0,739
Apgar-score	9-10-10	9-10-10	9-10-10

Zusammenfassung

Die rückenmarksnahe Opiatapplikation, die sich als Analgesiemethode bei postoperativen, posttraumatischen und chronischen Schmerzen bewährt hat, weist bei Schmerzen während der Geburt nur eine geringe Effektivität auf. Eine Erhöhung der peridural applizierten Opiatdosis ist aber in der Geburtshilfe nicht zweckmäßig. Auch die Anwendung der besser wirksamen intrathecalen Opiatapplikation stellt wegen der erhöhten Nebenwirkungsrate und dem größeren Risiko einer späten Atemdepression keine Alternative zu der gut verträglichen Periduralanaesthesie dar. Es kann daher allenfalls eine einmalige peridurale Opiatgabe im Rahmen einer konventionellen Periduralanaesthesie in Betracht gezogen werden. Die Kombination mit einem Opiat führt bei periduraler Applikation zu einer Wirkungsverlängerung der Lokalanaesthesie, so daß deutlich reduzierte Dosen an Lokalanaestheticum ausreichen. Die Dosisreduktion kann durch eine verminderte Kreislaufbeeinträchtigung bei der Mutter die fetale Situation günstig beeinflussen.

Literatur

Alper MH (1979) Intrathecal morphine: a new method of obstetric analgesia? Anesthesiology 51:378 (Editorial)

Atweh SF, Kuhar MJ (1977) Autoradiographic localization of opiate receptors in rat brain, spinal cord and lower medulla. Brain Res 124:53

Bapat AR, Kshirsagar NA, Bapat RD (1979) Aspects of epidural morphine. Lancet II:584

Baraka A, Noueihid R, Haji S (1981) Intrathecal injection of morphine for obstetric analgesia. Anesthesiology 54:136

Barrier G, Durupty D, Treisser A, Jasson J, Sureau C, Lassner J (1980) Utilisation de la morphine par voie peridurale en analgesie obstetricale. Résumé des communications Journée provinciale d'enseignement post-universitaire, Strasbourg 18.10.1980

Behar M, Olshwang D, Magora F, Davidson JT (1979) Epidural morphine in treatment of pain. Lancet I:527

Bonica JJ (1972) Obstetric analgesia and anesthesia. Springer, Berlin Heidelberg New York

Corke BC (1977) Neurobehavioural responses of the newborn: The effect of different forms of maternal analgesia. Anaesthesia 32:539

Davies GK, Tolhurst-Cleaver CL, James TL (1980) CNS depression from intrathecal morphine. Anesthesiology 52:280

Glynn CJ, Mather LE, Cousins MJ, Wilson PR, Graham JR (1979) Spinal narcotics and respiratory depression. Lancet II:356

Hartung HJ, Klose R, Wiest W, Bauknecht H, Hettenbach H (1980) Die Morphin-induzierte Periduralanalgesie in der Geburtshilfe. Anästh Intensivther Notfallmed 15:396

Husemeyer RP, O'Connor MC, Davenport HAC (1980) Failure of epidural morphine to relieve pain in labour. Anesthesia 35:161

Liolios A, Andersen FH (1979) Selective spinal analgesia. Lancet II:357

Magora F, Olshwang D, Eimerl D, Shorr J, Katzenelson R, Cotev S, Davidson JT (1980) Observations on extradural morphine analgesia in various pain conditions. Br J Anaesth 52:247

Müller H, Börner U, Stoyanov M, Hempelmann G (1980) Intraoperative peridurale Opiatanalgesie. Anaesthesist 12:656

Perriss BW (1979) Epidural opiates in labour. Lancet II:422

Perriss BW (1980) Epidural pethidine in labour. A study of dose requirement. Anaesthesia 35:380

Redick LF, Bromage PR (1980) Postpartum epidural narcotic analgesia. Anesthesiology 53/3:297
Scott PV, Bowen FE, Cartwright P, Rao BCM, Deeley D, Wotherspoon HG, Sumrein IMA (1980) Intrathecal morphine as sole analgesic during labour. Br Med J II:251
Wang JK, Nauss LA, Thomas JE (1979) Pain relief by intrathecally applied morphine in man. Anesthesiology 50:149
Writer WDR, James FM, Wheeler AS (1980) Epidural morphine in dextrose vs. bupivacaine in labor. Anesthesiology 53/3:298
Yakashita Y, Fukuda K, Morioka T, Kano T, Araki Y (1979) Intrathecal application of morphine. I. As a supplementation of anesthesia and a prolonged relief of postoperative pain. Jap J Anesth 12:1584
Yaksh TL (1981) Analgesia and the Spinal Action of Opiates. In: Peridurale Opiatanalgesie (Hempelmann G, Müller H, Hrsg) Bibliomed, Melsungen, S. 43
Yaksh TL, Wilson PR, Kaiko RF, Inturrisi CE (1979) Analgesia produced by a spinal action of morphine and effects upon parturition in the rat. Anesthesiology 51:386
Zenz M (1981) Peridurale Opiat-Analgesie. Dtsch med Wschr 106:483

Pudendusanaesthesie und Paracervicalblockade

G. Lamberti

1 Einführung

Die Anwendung wirksamer Anaesthesieverfahren ist während der Geburt häufig wünschenswert oder erforderlich. Die Art der anzuwendenden Methode richtet sich nach der geburtshilflichen Situation, aber auch nach den organisatorischen Möglichkeiten und den Wünschen der Patienten. Im Gegensatz zu den rückenmarksnahen Leitungsanaesthesien ist der methodische Aufwand bei den peripheren Leitungsanaesthesien sehr gering. So ist die bevorzugte Anwendung durch den Geburtshelfer nicht verwunderlich, während die Durchführung rückenmarksnaher Anaesthesien vorwiegend in fachanaesthesiologischen Händen liegt.

Trotz der einfachen Anwendbarkeit müssen die Indikationen und Kontraindikationen berücksichtigt werden, wenn Risiken vermieden werden sollen. Unter den peripheren Leitungsanaesthesien nehmen die Pudendusanaesthesie und der paracervicale Block eine Sonderstellung ein.

2 Pudendusanaesthesie

Die Pudendusanaesthesie stellt im europäischen Raum unter den Leitungsanaesthesien das am häufigsten angewandte Verfahren in der Austreibungsperiode dar. Sie ist mit einem geringen materiellen und personellen Aufwand durchführbar. Die Pudendusblockade umfaßt das Gebiet ab dem dritten Sacralsegment (Abb. 1). Die analgetische Zone umfaßt den Dammbereich, die Vulva und den unteren Teil der Scheide. Die Anwendung erfolgt heute fast ausschließlich über den transvaginalen Zugang, während der Einstich durch den Dammbereich fast nicht mehr geübt wird.

2.1 Technik

Beim transvaginalen Zugang werden die Schleimhaut und das darunter liegende Ligamentum sacrospinale 0,5 cm unterhalb der Spina ischiadica durchstochen. Hier verläuft in unmittelbarer Nähe der Nervus pudendus. Die Injektion erfolgt über eine Führungshilfe. Diese limitiert einerseits die Einstichtiefe und ermöglicht andererseits, daß auch bei sehr tief stehenden Leitstellen das Zielgebiet noch

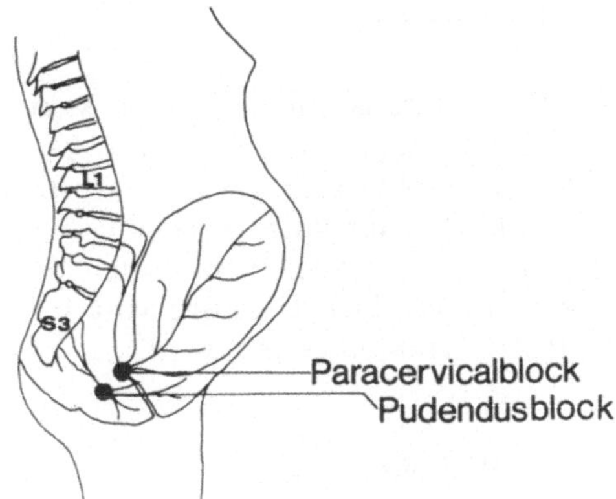

Abb. 1. Pudendusblock und Paracervicalblock – nervöse Versorgung und Injektionsart

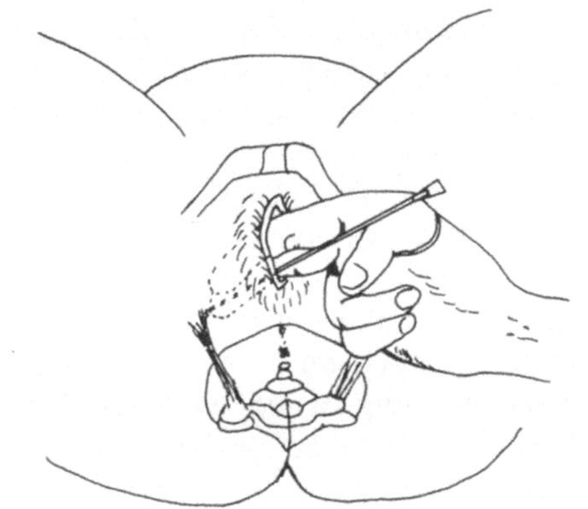

Abb. 2. Technik der Pudendusblockade. (Nach Beck 1968)

sicher zu erreichen ist. Üblicherweise werden auf jede Seite 10 ml einer 1%igen Prilocain- oder Mepivacainlösung injiziert (Abb. 2).

2.2 Wirkung

Ein großer Vorteil des Pudendusblockes liegt in der Geschwindigkeit seines Wirkungseintrittes. Eine ausreichende Analgesie ist meist schon nach 1 min erreicht. Die daraus resultierende Möglichkeit der späten Applikation ist vor allem im Hinblick auf eine Spontangeburt vorteilhaft, da der Preßreflex zur Geburt völlig erhalten bleibt. Der schnelle Wirkungseintritt erweist sich als besonders vorteilhaft auch in den Fällen, bei welchen eine rasche operative Geburtsbeendigung vom Beckenboden erforderlich wird. Der analgetische Effekt der Pudendusanaesthesie ist dazu ausreichend. Lediglich Scudamore u. Yates (1966) vertreten diese Ansicht nicht. Sie konnten nur in ca. 50% aller Anaesthesien eine ausreichende Schmerzausschaltung erreichen.

2.3 Indikationen

Die Pudendusanaesthesie wird als Verfahren der Wahl bei vaginalen Geburtsbeendigungen angesehen, besonders bei bestimmten Risiken, nämlich drohende kindliche Asphyxie am Ende der Austreibungsperiode und Frühgeburten mit der Notwendigkeit der guten Relaxation des Beckenbodens und der frühzeitigen Episiotomie. Sie ist auch von Vorteil bei der Entwicklung von Beckenendlagen-Geburten, weil hier die aktive Mitarbeit der Entbindenden kaum durch das Anaesthesieverfahren gestört wird.

2.4 Kontraindikationen

Die Pudendusanaesthesie sollte nach Möglichkeit nicht angewendet werden, wenn weniger als eine Stunde vorher eine andere Form einer Lokalanaesthesie angewandt wurde. Dann könnte die Dosis des Lokalanaestheticums insgesamt so hoch liegen, daß Intoxikationen befürchtet werden müssen.

2.5 Nebenwirkungen

In einigen Fällen ist ein Nachlassen der Wehentägikeit zu beobachten. Im allgemeinen jedoch nur, wenn die Pudendusanaesthesie zu früh gesetzt wird. Diese Nebenwirkung ist jedoch durch die gleichzeitige Gabe von Oxytocin beherrschbar.

2.6 Komplikationen

Bei der kritischen Betrachtung möglicher Nebenwirkungen geburtshilflicher Leitungsanaesthesien ist grundsätzlich zu unterscheiden zwischen
1. systemtoxischen Komplikationen,
2. methodenspezifischen Nebeneffekten und
3. verfahrenstechnischen Problemen.

Die Nebenwirkungen können sich an der Mutter und am Fetus oder an beiden auswirken.

Die mütterliche Morbidität als Folge der Pudendusanaesthesie ist gering. Systemtoxische Nebenwirkungen werden bei technisch einwandfreier Durchführung der Pudendusanaesthesie an der Mutter nur selten beobachtet und sind bei sorgfältiger Technik vermeidbar. Als ernste Folge treten sie im Rahmen von Pudendusanaesthesien eigentlich nur nach intravasaler Injektion des Lokalanaestheticums auf, sofern nicht extrem hohe Dosen angewandt wurden oder die Pudendusanaesthesie zusätzlich zu einer anderen Leitungsanaesthesie erfolgte.

In bezug auf die methodenabhängigen oder verfahrenstechnischen Komplikationen sind im wesentlichen vier Hauptkomplikationen zu unterscheiden:

1. Die vorübergehende, teilweise oder völlige Mitblockade des N. ischiadicus. Diese Komplikation ist in etwa 5% aller behandelten Fälle nach einer Puden-

dusanaesthesie zu beobachten. Sie ist als eine nicht ernstzunehmende Komplikation nur von vorübergehender Bedeutung.
2. Gelegentlich kommt es als Folge einer Verletzung der Pudendalgefäße zur Ausbildung eines Scheidenhämatoms. Dies kann so extreme Ausnahme annehmen, daß eine operative Revision und Ausräumung erforderlich wird.
3. Die Incidenz schwerster Komplikationen ist nach umfangreichen klinischen Erfahrungen mit weniger als 1‰ zu veranschlagen (Meinrenken et al. 1976). So wurden bei 28270 Fällen 17 schwere Absceßbildungen beobachtet, bei welchen eine Eröffnung und Drainage erforderlich war. Diese Abscesse nehmen in der Regel vom Bereich der Spina ossis ischii ihren Ausgang und dehnen sich über die Fossa ischiorectalis bis zur Gesäßmuskulatur aus. Nach entsprechender chirurgischer Behandlung heilen sie in der Regel ohne schwerwiegende Folgen ab. Es können jedoch auch in geringer Anzahl entzündliche Reaktionen beobachtet werden, welche sich konservativ beherrschen lassen.
4. Sehr selten, aber grundsätzlich möglich, sind auch nicht beherrschbare septische Verläufe (Schneider, persönliche Mitteilung). Als wahrscheinlichste Ursache dieser schwerwiegenden Komplikation sind technische Fehler unerfahrener Anwender anzusehen. So kann z. B. bei sehr tief stehendem Kopf beim Aufsuchen der Spina mit bereits in die Führungshülse eingeführter Kanüle mit dieser unter Umständen das stark ausgewalzte Rectum punktiert werden (Bonica 1967).

Systemtoxische Nebenwirkungen können sich auch am Fetus auswirken. Sie sind, wie bei der Mutter, nur nach intravasaler Injektion oder bei Kombination verschiedener Leitungsanaesthesien zu erwarten. Je später jedoch der Pudendusblock angelegt wird, um so seltener sind diese Komplikationen, weil für den maternofetalen Transfer des Lokalanaestheticums nicht ausreichend Zeit zur Verfügung steht und somit toxische Dosen des Lokalanaestheticums den Fetus nicht erreichen können. Selbst wenn aber irrtümlicherweise bei Verkennung der geburtshilflichen Situation die Pudendusanaesthesie zu früh durchgeführt wird, ist nach eigenen Untersuchungen mit Bupivacain (2 × 10 ml 0,5%) keine ernstzunehmende Gefährdung des Neugeborenen zu erwarten (Jung et al. 1969; Jung u. Abramowski 1970). Für eine Nebenwirkung des Lokalanaestheticums auf den Fetus fanden wir weder kardiotocographisch Hinweise, noch ergaben sich Änderungen des fetalen oder mütterlichen Säure-Basen-Haushaltes. Auch die Uterusaktivität wird normalerweise nach Anwendung der Pudendusanaesthesie nicht beeinflußt. In dieser Hinscht treffen also die Einschränkungen und Vorbehalte, die beim paracervicalen Block hinsichtlich des Neugeborenen gemacht werden müssen, für die Pudendusanaesthesie nicht zu.

2.7 Zusammenfassung

Die transvaginale Pudendusanaesthesie gilt zu Recht als eine effektive und schnell wirkende Methode, die hervorragend zur Analgesie während der Austreibungsperiode der Geburt geeignet ist. Mit Hilfe dieser Methode lassen sich bei geringem Risiko für die Mutter oder den Fetus bzw. den Neugeborenen die Mehrzahl der geburtshilflichen Operationen vom Beckenboden durchführen.

3 Paracervicaler Block

Wie die Pudendusanaesthesie ist auch der paracervicale Block ein technisch einfach durchzuführendes Verfahren, mit welchem peripher die Schmerzleitung von der Cervix und dem Corpus uteri blockiert werden kann. Bereits 1926 wurde von Gellert dieses Verfahren inauguriert, übrigens gleichzeitig mit der Pudendusanaesthesie. Eine breite Anwendung dieser Methode in der Klinik war jedoch erst durch die Entwicklung langwirkender Lokalanaesthetica möglich.

3.1 Technik

Die Injektion eines Lokalanaestheticums in das paracervicale Gewebe bewirkt eine Blockade des Plexus pelvicus und seiner Verbindungen zum N. praesacralis und zum Plexus sacralis (s.a. Abb. 1). Durch diese Form der Anaesthesie wird der Dehnungsschmerz des Gebärmutterhalses und damit die Schmerzempfindung für einen großen Anteil der uterinen Kontraktionen ausgeschaltet. Um intrafetale oder intramyometrale Infiltrationen zu vermeiden, ist darauf zu achten, daß das Lokalanaestheticum weit genug seitlich appliziert wird. Bervorzugt wird die Injektion zwischen 4 und 5 Uhr der linken, und 7 und 8 Uhr der rechten Seite. Die Punktionstiefe sollte auf 2 – 3 mm limitiert sein, damit das Lokalanaestheticum unmittelbar hinter der Scheidenwand und nicht tief ins Parametrium und damit in die Gefäßnähe infiltriert wird (Abb. 3). Zweckmäßigerweise wird die Anaesthesie bei einer Muttermundsweite von etwa 5 cm bei der Erstgebärenden oder 4 cm bei der Mehrgebärenden angelegt. Paracervicalblockaden bei weit fortgeschrittener Muttermundseröffnung führen nicht mehr zu dem gewünschten analgetischen Effekt.

Statt des relativ toxischen Bupivacains in höheren Dosen sollten weniger toxisches Lokalanaesthetica in möglichst niedriger Dosierung der Vorzug gegeben und deren dabei evtl. kürzere Wirkungsdauer in Kauf genommen werden.

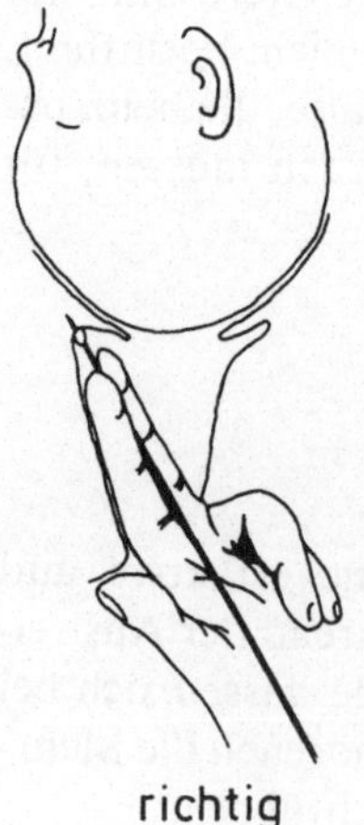

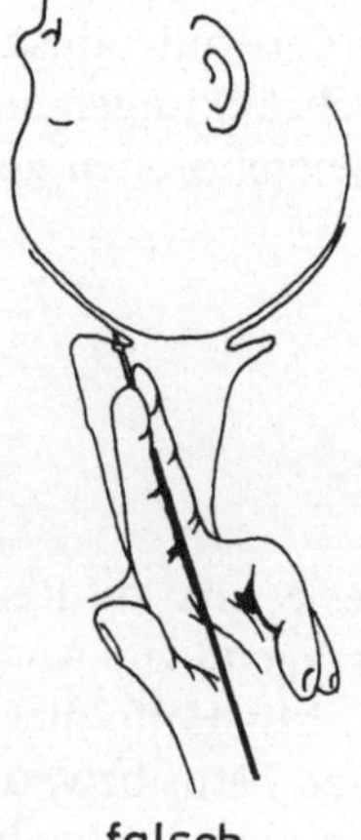

Abb. 3. Schematische Darstellung der richtigen Injektionstechnik zur Paracervicalblockade. (Nach Beck 1968)

Als Lokalanaestheticum werden am häufigsten 1%ige Lidocain-, Prilocain- oder Mepivacainlösungen angewandt, wobei die maximale Dosis 8 – 10 ml auf jeder Seite beträgt. Es werden dadurch Anaesthesiezeiten von 60 bis 90 min erreicht. Die Anwendung von Bupivacain in 0,25%iger Lösung führt demgegenüber zu einer beträchtlichen Verlängerung der Wirkungsdauer auf 120 – 150 min. Die Maximaldosen für Lidocain und Mepivacain betragen 4 mg/kg KG, während die für Bupivacain 1 mg/kg KG betragen.

Gefahrloser, auch im Hinblick auf notwendige Nachinjektionen, ist allerdings die kontinuierliche Katheder-Paracervical-Anaesthesie, bei welcher über einen Spezialkatheter Nachinjektionen in das paracervicale Gewebe und damit insgesamt niedrigere Dosierungen möglich sind.

3.2 Wirkung

Eine ausreichende Analgesie wird in ca. 90% aller Fälle erreicht. Dieser Prozentsatz erscheint relativ hoch, wenn man bedenkt, daß nur der im Uterus oder in der Cervix lokalisierte Schmerz, nicht aber die über den Plexus sacralis fortgeleiteten Schmerzempfindungen völlig blockiert werden. Bei richtiger Applikation ist dieses Verfahren für die Analgesie der Eröffnungsperiode ausreichend, nicht aber für die intrauterinen Eingriffe in der Nachgeburtsperiode. Ob die Paracervicalblockade eine direkte Cervix-erschlaffende Wirkung besitzt, die man auf Grund klinischer Verlaufsbeobachtungen vermutet, ist zumindest umstritten.

Im Gegensatz zur Pudendusanaesthesie hat die Paracervicalblockade als eine Form der peripheren Leitungsanaesthesie keine segmentale Sympathicusblockade mit entsprechender Kreislaufreaktion der Mutter zur Folge, wie dies bei den rückenmarksnahen Leitungsanaesthesien häufiger der Fall sein kann.

3.3 Indikationen

Die Paracervicalblockade wird in der mittleren und späten Eröffnungsperiode ab einer Muttermundsweite von 4 cm eingesetzt. Sie dient der Analgesie der Eröffnungsphase.

3.4 Kontraindikationen

Kontraindikationen bei der Paracervicalblockade entsprechen weitgehend denen der Pudendusanaesthesie. Zurückhaltung ist notwendig bei Placentainsuffizienz oder Zeichen der fetalen Hypoxie anderer Genese.

3.5 Nebenwirkungen

Im Gegensatz zur Pudendusanaesthesie handelt es sich nicht um eine echte Leitungsanaesthesie, sondern eher um eine begrenzte Infiltrationsanaesthesie. Ein gewisser Nachteil liegt in der besonderen anatomischen Situation. Man muß daher von vornherein ein größeres Volumen eines nicht zu niedrig konzentrierten Lokalanaestheticums injizieren, um einen adäquaten Effekt von nicht zu kurzer Dauer zu erreichen. Als weitere Besonderheit des Parametriums als Zielgebiet der Injektion ist dessen hohe Resorptionsleistung aufzufassen, insbesondere in der Schwangerschaft. Nach Burschel u. Swasdio (1966) erfolgt die Resorption aus dem parametranen Gebiet wesentlich rascher als beispielsweise aus dem subcutanen Fettgewebe oder der Muskulatur. Die nach der Injektion beobachteten Blutkonzentrationen entsprechen in etwa denen nach sehr langsamer intravenöser Injektion. Des weiteren ist zu beachten, daß die resorbierten Substanzen nicht nur venös, sondern auch arteriell, abhängig von der jeweiligen Lokalisation des Lokalanaestheticums zu den Gefäßen, resorbiert und weitertransportiert werden können, so daß relativ hohe Konzentrationen die Placenta erreichen. Schließlich ist bei der starken Vascularisation trotz Aspiration vor der Injektion weniger leicht als bei anderen Leitungsanaesthesien eine intravasale Injektion vermeidbar. Es ergibt sich dadurch von vornherein ein höheres Risiko im Hinblick auf Nebenwirkungen bei der Mutter und dem Fetus. Die Häufigkeit eines fetalen Distress, insbesondere pathologischer fetaler Herzfrequenzmuster oder Verände-

Tabelle 1. Abweichungen der fetalen Herzfrequenz nach Paracervicalblockade

			%
Bupivacain	Jung et al.	CTG	35,5
	Busch u. Lübert	CTG	34,0
	Teramo	auskultatorisch	21,0
Mepivacain	Cibils et al.	CTG	28,0
	Teramo	auskultatorisch	20,0
Lidocain	Hickl et al.	CTG	6,7

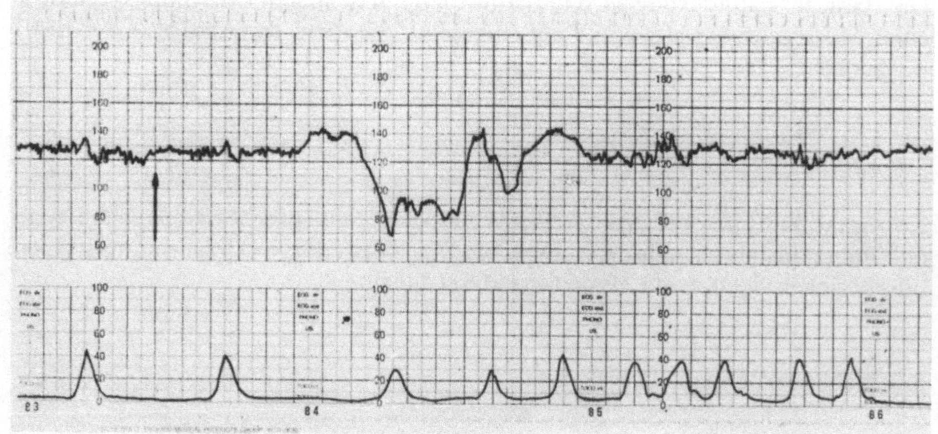

Abb. 4. Fetale Bradykardie nach Paracervicalblockade. *Pfeil* Injektion von 200 mg Mepivacain

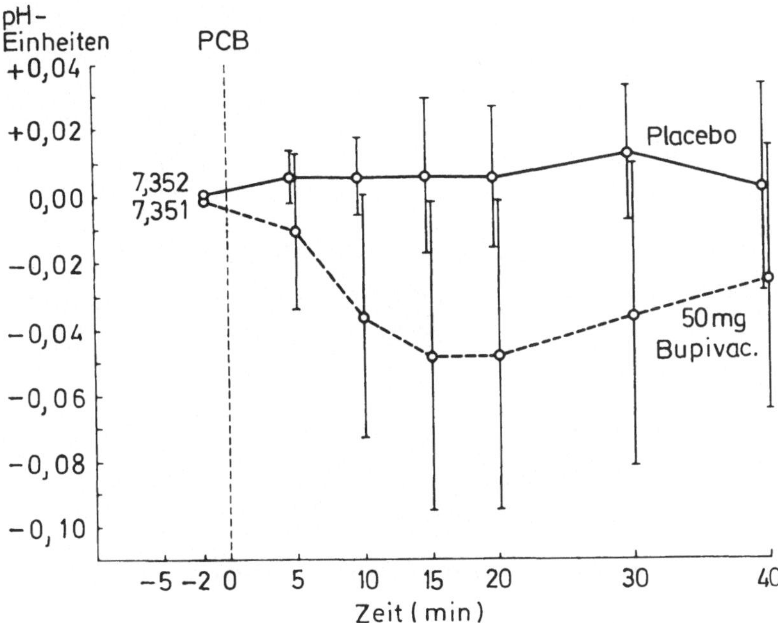

Abb. 5. Fetale pH-Änderung nach Paracervicalblockade. (Nach Teramo et al. 1967)

rungen der fetalen Blutgase, läßt eine exaktere Abschätzung des Paracervicalanaesthesie-bedingten kindlichen Gesamtrisikos zu. In Tabelle 1 findet sich eine Zusammenstellung der von verschiedenen Autoren angegebenen Häufigkeiten pathologischer Reaktionen der fetalen Herzfrequenz nach Paracervicalanaesthesie. Abb. 4 zeigt einen charakteristischen Verlauf, wie man ihn in zahlreichen Veröffentlichungen als Auswirkung der Paracervicalanaesthesie auf das fetale Herzfrequenzmuster finden kann. Typisch ist der zeitliche Zusammenhang zwischen der Injektion des Lokalanaestheticums und der fetalen Reaktion innerhalb von 3 – 20 min mit einem Maximum zwischen der 7. und 9. min. Die klinische Bedeutung dieser fetalen Herzfrequenzveränderung ist nach der Literatur umstritten; zumindest im Hinblick auf die weitere Entwicklungsprognose des Fetus wird dies zurückhaltend beurteilt. Hier scheint allerdings die im allgemeinen kurze Dauer pathologischer fetaler Herzfrequenzmuster kein ausreichend starkes Argument für ihre Ungefährlichkeit zu sein. Denn es konnte von Teramo u. Widholm (1967) belegt werden, daß unabhängig von der Veränderung fetaler Herzfrequenzmuster der fetale Säure-Basen-Haushalt sich auf Grund der Veschiebung des mittleren pH-Wertes verschlechtert (Abb. 5). Dieser Abfall des pH-Wertes ist sowohl durch eine Zunahme des PCO_2 als auch durch eine Zunahme des Basendefizits bedingt.

Drei unterschiedliche Hypothesen für diese Herzfrequenzveränderungen werden derzeitig diskutiert (Abb. 6):

1. Ein reflektorisches Geschehen entsprechend dem Gauß'schen-Eintrittseffekt,
2. eine pharmakologisch-toxische Reaktion des fetalen Herz-Kreislauf-Systems nach maternofetalem Übergang des Lokalanaestheticums,
3. eine vielschichtige Hypoxiehypothese.

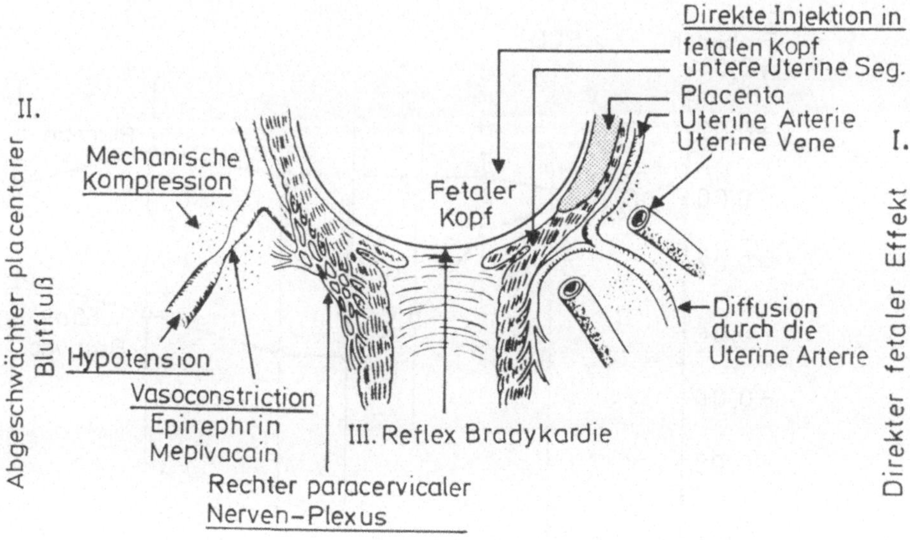

Abb. 6. Darstellung der für eine fHF-Alteration nach Paracervicalblockade möglichen Ursachen. (Nach Abouleish 1977)

Zu 1. Die Möglichkeit einer reflektorischen Bradykardie des Fetus als Folge einer effektiven Paracervicalanaesthesie wird durch die klinische Beobachtung wahrscheinlich. Immer wieder wird ein sog. Cervixeffekt der Paracervicalanaesthesie beschrieben, nämlich die Relaxation des vorher sehr straffen Muttermundes nach der Anwendung dieser Anaesthesieform. Es kommt infolgedessen zu einer beschleunigten Eröffnung des Muttermundes und damit zum raschen Tiefertreten des Kopfes. Fetale Herzfrequenzänderungen mit Entstehung einer Bradykardie können dann sowohl die Folge einer vagalen Stimulation durch zunehmenden intrakraniellen Druck, als auch in anderen Fällen die Folge einer Verminderung der fetoplacentaren Perfusion durch zunehmende Kompression der Nabelschnurgefäße bei Umschlingungen sein.

Zu 2. Systemisch toxische Wirkungen von Lokalanesthetica beim Fetus sind bei intrafetaler Injektion in die Kopfschwarte beschrieben worden. Aber auch ohne intrafetale Injektionen können infolge der besonderen lokalen Resorptionsverhältnisse auch bei technisch einwandfreier Durchführung auf Grund der hohen Dosen hohe Konzentrationen im Fetus erreicht werden. Ein tiefer Placentasitz könnte für eine besonders hohe Transferrate verantwortlich sein, wie sich aus der höheren Incidenz von fetalen Herzfrequenzalterationen bei dieser Form der Placentainsertion ableiten läßt. Zusätzlich kann der fetale Säure-Basen-Haushalt Einfluß auf den placentaren Transfer von Lokalanaesthetica nehmen. Denn fetale Acidosen verändern den Dissozitionsgrad der Lokalanaesthetica und führen im Fetus zu einer Anreicherung (Biel et al. 1978), die unter Umständen sogar die Konzentration im mütterlichen Blut übersteigen kann.

Es wird dadurch der Zusammenhang zwischen der Acidose und dem Dissoziationsgrad bzw. dem mütterlichen Transfer offengelegt. Die Arbeitsgruppe um

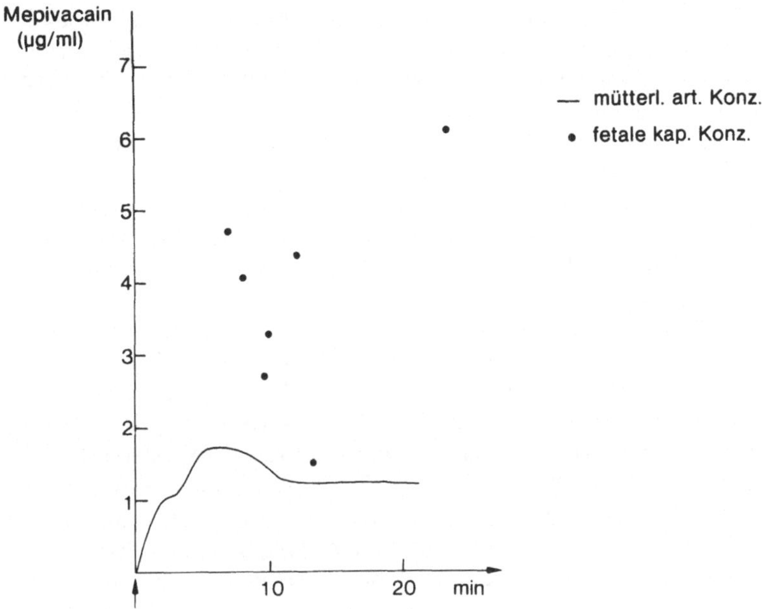

Abb. 7. Fetale Mepivacainblutspiegel bei Bradykardie nach Paracervicalblockade. (Nach Shnider 1968)

Shnider (1968) hat nachweisen können, daß bei Auftreten fetaler Bradykardien der Blutspiegel im Fetus höher lag als der im arteriellen mütterlichen Blut (Abb. 7). In den Fällen, in denen sich keine Beeinflussungen der Herzfrequenzmuster zeigten, war auch keine Anreicherung der Lokalanaesthetica feststellbar.

Die fetale Bradykardie kann also von einem erhöhten maternofetalen Lokalanestheticumübertritt begleitet sein oder durch diesen verursacht werden. Die Unterscheidung ist auf Grund klinischer Beobachtungen nicht möglich. Beide Mechanismen sind denkbar. Tritt jedoch eine fetale Bradykardie auf Grund anderer Ursachen auf, so kann durch die Einwirkung gleichzeitig hoher Konzentrationen von Lokalanesthetica die Gesamtsituation keinesfalls günstig beeinflußt werden.

Zu 3. Da nach Paracervicalanaesthesien beim Fetus häufig Acidosen beobachtet werden konnten, wurde die *Hypoxie-Hypothese* bei der Diskussion der Ursachen fetaler Bradykardien besonders hervorgehoben. Da man allerdings klinisch nicht zwischen der Einschränkung der fetoplacentaren Durchblutung einerseits oder der uteroplacentaren Perfusion andererseits unterscheiden kann, ist diese Hypothese jedoch schwer beweisbar. Zusätzlich können andere pathologische Prinzipien wirksam werden, die sich in der fetalen Herzfrequenz ausdrücken. Eine Verminderung des mütterlichen zentralarteriellen Mitteldruckes, wie er z.B. bei einem Vena-cava-Occlusionssyndrom beobachtet werden kann, führt ebenso zu einer Abnahme der uteroplacentaren Perfusion wie rein regionale Störungen im uterinen Gefäßbett. Minderung der Perfusion durch mechanische Kompressionseffekte nach parametraner Infiltration des Lokalanaestheticums hat eher theoretische Bedeutung. Die uterine Hyperaktivität dagegen, die im Gefolge einer Paracervikalanaesthesie nicht selten beobachtet werden kann, ist durchaus schwerwiegend im Hinblick auf die fetale Oxygenierung zu deuten und kann pathologische fetale Herzfrequenzmuster auslösen. Es ist bekannt, daß Lokalanaesthetica in hohen Konzentrationen, die im uterinen arteriellen Blut durchaus erreicht werden können, oxytocische Wirkungen entfalten können. Diese können theoretisch eine uterine Hyperaktivität auslösen. In einem Teil der Fälle kann diese wiederum Ursache fetaler Herzfrequenzveränderungen und von pH-Verschiebungen sein.

Als drittes pathogenetisches Prinzip für die Minderung der uteroplacentaren Perfusion nach einer Paracervicalblockade wird die Hypothese des Spasmus der A. uterina diskutiert. Greiss et al. (1976) konnten im Tierversuch nach intraaortaler Bolusinjektion einen dosisabhängigen Rückgang der Uterusdurchblutung in Abhängigkeit von der relativen Toxicität des verwendeten Lokalanaestheticums erreichen. Cibils et al. (Cibils 1976; Cibils u. Santonja-Lucas 1978) leiteten aus diesem Befund und ihrer eigenen Beobachtung die Hypothese vom Spasmus der A. uterina als Ursache der fetalen Herzfrequenzveränderungen nach Paracervicalblockade ab. Sie wurden in dieser Ansicht durch ihre eigene Beobachtung bestätigt, wonach die Lokalanaesthetica eine constrictorische Wirkung auf die A. uterina ausüben.

Es ist durchaus wahrscheinlich, daß die verschiedenen Pathomechanismen in unterschiedlicher Kombination wirksam sein können. Daher sind Prävalenzen im Einzelfall schwer abschätzbar. Das erschwert natürlich die ohnehin problematischen Therapieversuche fetaler Bradykardien bei Paracervicalanaesthesien. Eine Tokolyse bietet jedoch den Vorteil einer Behandlungsmöglichkeit bei fetalen Herzfrequenzstörungen, beginnender Acidose sowie zur Verbesserung der uteroplacentaren Perfusion. Therapieversuche dagegen mit Vasodilatoren können zur Behandlung der lokal ausgelösten und lokal unterhaltenen Constriction der uterinen Arterien vermutlich nicht eingesetzt werden. Man würde nämlich mit diesen Medikamenten im Hinblick auf die uterine Perfusion ein ungünstiges Absinken des zentralarteriellen Druckes befürchten müssen. Auch die Zufuhr reinen Sauerstoffs zur Atemluft der Mutter läßt keine allzu große Einflußnahme zu. Eine Therapiemöglichkeit zur Beseitigung direkt toxischer Effekte beim Fetus ist bis heute nicht möglich (Fall et al. 1979).

3.6 Komplikationen

Ernstzunehmende Komplikationen werden nach einer Paracervicalblockade relativ selten beobachtet. Im wesentlichen ist mit zwei Komplikationsmöglichkeiten zu rechnen.

1. Gelegentlich wird über das Auftreten eines parametranen Hämatoms berichtet. Die Bedeutung diese Hämatoms und die Behandlung sind identisch mit denen nach einer Pudendusanaesthesie.
2. Wesentlich größer und bedeutsamer scheint die mütterliche Gefährdung durch unbeabsichtigte intravasale Injektion zu sein. Eine intravenöse Gabe von 20 ml

0,5%igem Bupivacain kann z.B. zu schweren toxischen Symptomen mit Krämpfen, Atemstillstand und Herz-Kreislauf-Versagen führen. Es ist allerdings umstritten, ob bei richtig angewandter Technik durch besonders schnelle Resorption nach Injektion in das Parametrium ebenfalls solche Reaktionen zu erwarten sind. Berichte über derartige dramatische Ereignisse sind selten. Schwerwiegende Folgen nach Auftreten dieser toxischen Reaktionen können durch den Einsatz gezielter intensivmedizinischer Maßnahmen und Reanimation beherrscht werden (Beck u. Martin 1969). Es ist jedoch vereinzelt über Todesfälle berichtet worden. 1976 stellten Grimes u. Cates 5 mütterliche Todesfälle nach Parcervicalanaesthesien im Zusammenhang mit Schwangerschaftsabbrüchen fest.

Insgesamt ist aber unter Beachtung technischer Sicherheitsempfehlungen und Dosierungsrichtlinien das mütterliche Risiko bei der Parcervicalanaesthesie gering. Es lassen sich jedenfalls grundsätzlich keine Kontraindikationen ableiten.

In bezug auf das kindliche Risiko liegen mehr Informationen vor. Es finden sich sowohl Todesfälle wie auch schwerste Anaestheticaintoxikationen.

1. 1945 wurde von Rosenfeld über den ersten kindlichen Todesfall im Zusammenhang mit einer Parcervicalanaesthesie berichtet. Weitere Einzelheiten wurden in der Folgezeit immer wieder veröffentlicht (s. die Übersichten von Thiery u. Vroman 1972, bzw. Meinrenken et al. 1976). Die Dunkelziffer ist sicher groß. Das kindliche Mortalitätsrisiko im Zusammenhang mit Paracervicalanaesthesien wird auf 1 : 1000 geschätzt.
   Derart fatale Folgen für das Kind sind zunächst einmal bei fehlerhaft durchgeführter Paracervicalanaesthesie mit intrafetaler Injektion des Lokalanaestheticums zu erwarten. Sie sind nicht nur bei Paracervivalanaesthesien (Taw 1964; Stockhausen 1970), sondern auch bei der Sacralanaesthesie (Sinclair et al. 1965) beschrieben worden.
2. Beim Fetus kommt es nach fehlerhafter Anaesthesie mit hohem maternofetalem Lokalanaestheticumstransfer zum typischen Bild der Lokalanaestheticaintoxikation. Im Vordergrund steht dabei die cerebrale Symptomatik mit schwersten Herz-Kreislauf-Reaktionen bis zum Herz-Kreislauf-Stillstand. Bei frühzeitiger Erkennung der Situation können die Kinder durch sofortige Entbindung und Austauschtransfusion gerettet werden. Grundsätzlich sollten jedoch derartige Fehlinjektionen vermeidbar sein. Sie sind bei Beachtung der richtigen Injektionstechnik (s. a. Abb. 3) sicher zu vermeiden. Bei tiefstehendem vorangehendem Teil kann eine gebogene Führungshülse die richtige Plazierung des Anaestheticums erleichtern.
   Aber nicht nur bei intrafetaler Injektion ist mit schwerwiegenden fetalen Nebenwirkungen durch die Paracervicalanaesthesie zu rechnen, sondern auch bei technisch einwandfreier Durchführung besonders dann, wenn Repetitionsdosen gegeben werden mußten.

3.7 Zusammenfassung

In Anbetracht der hohen Incidenz gefährlicher fetaler Nebenwirkungen und deren geringer therapeutischer Beeinflußbarkeit kann die Paracervicalanaesthesie trotz ihres guten Effektes auf keinen Fall als Analgesieverfahren erster Wahl für die Eröffnungsperiode betrachtet werden. Dies gilt insbesondere für ihre Durchführung mit höherdosierten Einzelinjektionen. Aus diesem Grunde verzichten derzeitig viele Geburtshelfer grundsätzlich auf die Anwendung dieser Methode. Nur in ihrer kontinuierlichen Form als Katheterparacervicalanaesthesie erscheint diese Methode der geburtshilflichen Analgesie angezeigt.

Literatur

Abouleish E (1977) Paracerivcal block. In: Abouleish E (ed) Pain control in obstetrics. Lippincott, Philadelphia Toronto

Bonica JJ (1967) Principles and practice of obstetric analgesia and anesthesia, Vol I. Blackwell, Oxford

Crawford JS (1978) Principles and practice of obstetric anesthesia, 4th edn. Blackwell, Oxford London Edinburgh Melbourne

Meinrenken H, Rüther K, Stockhausen H (1976) Transvaginale Leitungsanästhesien in ihrer praktischen Anwendung. Gynäkologe 9:193

Thiery M, Vroman St (1972) Paracervical block analgesia during labor. Am J Obstet Gynecol 113:988

Einzelarbeiten

Beck L, Martin K (1969) Über das Risiko beim paracervikalen Block in der Geburtshilfe. Geburtshilfe Frauenheilkd 29:961

Biehl D, Shnider SM, Levinson G, Callender K (1978) Placental transfer of lidocaine: Effects of fetal acidosis. Anesthesiology 48:409

Burchell RD, Swasdio K (1966) Broad ligament absorption of atropine Obstet Gynecol 27:714

Cibils LA (1976) Response of human uterine arteries to local anesthetics. Am J Obstet Gynecol 126:202

Cibils LA, Santonja-Lucas JJ (1978) Clinical significance of fetal heart rate patterns during labor. III. Effect of paracervical block anesthesia. Am J Obstet Gynecol 130:73

Fall O, Ek B, Nilson BA, Rooth G (1979) Time factor in oxygentransfer from mother to fetus. Gynecol Obstet Invest 10:231

Gellert Ph (1926) Aufhebung des Wehenschmerzes und des Wehenüberdrucks. Monatsschr Geburtsh Gynäkol 73:143

Greiss FC, Still JG, Anderson SG (1976) Effects of local anesthetic agents on the uterine vasculatures and myometrium. Am J Obstet. Gynecol 124:889

Grimes DA, Cates W (1976) Deaths from paracervical anesthesia used for first trimester abortion, 1972–1975. N Engl J Med 295:1397

Hedberg G (1972) Attemps at improving the technique of paracervical-anesthesia in labor. In: Jung H (Hrsg) Methoden der pharmakologischen Geburtserleichterung und Uterusrelaxation, p. 62. Thieme, Stuttgart

Jung H, Kopecky P, Klöck FK (1969) Die fetale Gefährdung durch die „Parazervikalblockade". Geburtshilfe Frauenheilkd 29:29

Rosenfeld SS (1945) Paracervical anesthesia to relief of labor pains. Am J Obstet Gynecol 50:527

Scudamore JH, Yates MJ (1966) Pudendal block: a misnomer? Lancet I:23

Shnider SM, Asling JH, Margolis AJ, Way EI, Wickinson GR (1968) High fetal blood levels of mepivacaine and fetal bradycardia. N Engl J Med 279:947

Sinclair JC, Fox HA, Lentz JF, Fuld GL, Murphy J (1965) Intoxication of the fetus by a local anesthetic. N Engl J Med 27:1173

Stockhausen H (1970) Die Paracervikalblockade und ihre Auswirkung auf den Feten. Z Prakt Anaesth 5:168

Taw RL (1964) Paracervical-pudendal block (discussion) Am J Obstet Gynecol 89:375

Teramo K, Widholm O (1967) Studies of effect of anesthesia on fetus. Part I: Effect of paracervical block with mepivacaine upon fetal acid-base values. Acta Obstet. Gynecol Scand Suppl 2 46:3

Der Einfluß der Katheter-Periduralanaesthesie auf den Fetus und das Neugeborene

H. P. DIEMER

1 Einführung

Die zur Geburtserleichterung verwendeten Lokalanaesthetica können indirekt über die Herz-Kreislauf-Funktion und die Atmung der Mutter als auch direkt aufgrund ihrer Placentagängigkeit den Fetus und das Neugeborene beeinflussen. Ich werde mich im folgenden auf die bei uns in nahezu 60% aller Entbindungen durchgeführte lumbale Katheter-Periduralanaesthesie mit Bupivacain beschränken. Grundsätzlich gelten jedoch diese Betrachtungen für alle Lokalanaesthetica und zwar abhängig von ihrer Applikationsart (Caudalanaesthesie, Periduralanaesthesie, Spinalblock, Cervicalblockade, Pudendusblockade).

2. Indirekter Einfluß

Der indirekte Einfluß der Periduralanaesthesie über die Mutter auf den Fetus kann sowohl positiv als auch negativ ausfallen. Auf die Mutter und den Geburtsverlauf positiv und damit auch indirekt positiv auf den Fetus und das Neugeborene wirkt sich die Eliminierung des Wehenschmerzes und die damit einhergehende Normalisierung der mütterlichen Atmung aus.

Nach Untersuchungen von Strasser et al. (1975) finden sich vor der Schmerzausschaltung durch die Periduralanaesthesie mütterliche PO_2-Abfälle bis zu 50% des maximalen Wertes. Durch den Schmerz der Wehe tritt eine mütterliche Hyperventilation ein, in der Wehenpause gefolgt von einer kompensatorischen Phase der Hypoventilation.

Dagegen lassen sich nach Schmerzausschaltung durch Katheter-Periduralanaesthesie keine PO_2-Veränderungen mehr nachweisen. Unter der Periduralanaesthesie bleibt die mütterliche Atmung von der Wehentätigkeit weitgehend unbeeinflußt, der mütterliche PO_2 bleibt konstant auf einem hohen Niveau. Bei einer Schwangeren mit einer Einschränkung der Oxygenierung, insbesondere der Gefahr einer fetoplacentaren Austauschstörung können zusätzliche PO_2-Abfälle zu einer Gefährdung des Fetus führen. Hier bietet die Periduralanaesthesie einen Schutz vor schmerzbedingter Hypoxie.

Demgegenüber stehen die möglichen ungünstigen Einwirkungen auf den Fetus. Insbesondere ein mütterlicher Blutdruckabfall durch eine dosisabhängige Sympathicusblockade, möglicherweise verstärkt durch eine Kompression sowohl der V. cava als auch der Aorta, führen über eine Abnahme des uterinen Blutflusses und der placentaren Perfusion zu einer Asphyxiegefahr des Fetus. Zur Prophylaxe empfiehlt sich hier eine strenge Seitenlagerung der Patientin unter der Geburt sowie eine ausreichende Infusionsmenge zum Ausgleich des relativen Volumenmangels nach Sympathicusblockade.

Ein weiterer ungünstiger Einfluß betrifft den zeitlichen Geburtsablauf. Die Geburtsdauer ist in unserer Klinik bei der Katheter-Periduralanaesthesie mit 0,25%igem Bupivacain deutlich gegenüber einem Kontrollkollektiv verlängert, und zwar beträgt die Zeit bei der Periduralanaesthesie 5,8 ± 2,7 h gegenüber einem Kollektiv ohne Periduralanaesthesie mit einer Geburtsdauer von 3,9 ± 2,2 h. Wir fanden bei der Katheter-Periduralanaesthesie in 40% eine eingeschränkte Beinmotorik, in 5% war die Beinmotorik aufgehoben. Das Druckgefühl war bei 39% der Geburten vermindert. Dadurch können insbesondere die Austreibungsperiode und die Preßperiode verlängert sein. Bei einer Gruppe mit einer Periduralanaesthesie fanden wir so auch eine verlängerte Austreibungsperiode von 33 ± 30 min gegenüber 16 ± 16 min bei Geburten ohne Periduralanaesthesie.

Entsprechend diesen Veränderungen ist auch die Zangenfrequenz erhöht, und zwar beträgt sie bei der Periduralanaesthesie in einem Gesamtkollektiv 31% gegenüber 9% bei Geburten ohne eine Periduralanaesthesie. Hierzu muß man jedoch kritisch anmerken, daß zur Verkürzung der Preßperiode mit einer Gefahr für den Fetus die Indikation zur prophylaktischen Beckenausgangszange an unserer Klinik großzügig gehandhabt wird.

3 Direkter Einfluß

Grundsätzlich sind alle Lokalanaesthetica placentagängig in Abhängigkeit von ihrer Fettlösigkeit, ihrem Dissoziationsgrad, ihrer Proteinbindung und ihrer Konzentration. Je nach Applikationsart treten bereits wenige Minuten nach Verabreichung bei der Mutter Lokalanaesthetica in den fetalen Kreislauf über. Zwei Faktoren können dabei den Übertritt des Lokalanaestheticums besonders begünstigen:

a) Die Akkumulation des Lokalanaestheticums im mütterlichen Blut und
b) eine fetale Acidose.

Nach Verabreichung des Lokalanaestheticums und Erreichen des maximalen mütterlichen Blutspiegels erfolgt der Abfall langsam genug, um eine Akkumulation bei wiederholter Verabreichung zu bewirken. Um dieses Risiko zu vermeiden, werden niedrigere Repetitionsmengen bei der Katheter-Periduralanaesthesie empfohlen. Gegenüber dem Lidocain und dem Mepivacain ist die Gefahr der Akkumulation für die Mutter und das Kind bei dem länger wirksamen Bupivacain mit geringerer Repetitionsfolge kleiner.

Mit dem geringsten Risiko für den Fetus verbunden ist das schnell wirksame und schnell metabolisierte 2-Chlor-Procain. Das 2-Chlor-Procain ist ein Lokalanaestheticum vom Estertyp. Es wird sehr schnell durch eine Plasmapseudocholinesterase hydrolisiert. Dadurch ist die Halbwertszeit des 2-Chloro-Procain im

Plasma des Erwachsenen und des Fetus sehr kurz. 2-Chlor-Procain ist daher besonders geeignet bei Risikoschwangerschaften und Risikogeburten mit der Gefahr des fetal distress.

Im sauren Milieu nimmt der Anteil der dissoziierten Form des Lokalanaestheticums zu, die nicht mehr die Placenta passieren kann. So wird das Lokalanaestheticum auf der acidotischeren Seite der Placenta gefangen gehalten.

Gehen entsprechende Mengen des Lokalanaestheticums somit auf den Fetus über, so kann es im Gefolge zu schädigenden Auswirkungen sowohl auf das fetale Myokard mit Blutdruckabfall, Verminderung der kardialen Auswurfleistung und Verminderung des umbilicalen Blutflusses, sowie aufgrund der Fettlöslichkeit zu einer vermehrten Einlagerung im fetalen Gehirn, insbesondere mit einer Funktionsstörung des Atemzentrums, kommen. Kommt es unter der Wirkung des Lokalanaestheticums zu einer fetalen Zirkulationsstörung, so kann das Lokalanaestheticum nicht mehr an die Mutter zurückgegeben werden. Es entwickelt sich ein Circulus vitiosus mit einer Zunahme der fetalen Hypoxie und Acidose.

4 Untersuchungen beim Fetus und Neugeborenen

Die Wirkung auf das Kind kann gemessen werden einmal an den Vitalfunktionen, zum anderen an physiologischen und biochemischen Parametern. Hierzu zählen sub partu die kontinuierliche Kardiotocographie, die nicht routinemäßig durchgeführte transcutane PO_2-Messung sowie die diskontinuierlich durchgeführten Mikroblutgasanalysen. Zur Beurteilung des Neugeborenen dienen der Apgar-score, die pH-Wert-Bestimmung im Nabelarterien- und Nabelvenenblut, sowie Blutgasanalysen und Blutzuckerbestimmungen beim Neugeborenen.

4.1 Untersuchung des Fetus – Kardiotokogramm

Betrachten wir zunächst das Kardiotokogramm sowohl in der Eröffnungsperiode als auch in der Austreibungsperiode. Wir haben zwei Normalkollektive mit und ohne Katheter-Periduralanaesthesie miteinander verglichen. Es handelt sich dabei nur um Geburten von erst- und zweitgebärenden gesunden Müttern mit normalem Schwangerschaftsverlauf, ohne vorzeitigen Blasensprung, mit unauffälligem Fruchtwasser und ohne sichtbare Nabelschnurkomplikationen. Geburten mißgebildeter oder untergewichtiger Kinder (unter 2500 g) waren ausgeschlossen. Alle Frauen befanden sich unter der Geburt in Seitenlage.

Tabelle 1 zeigt, daß bei Periduralanaesthesie, und zwar innerhalb 30 min nach Testdosis, in 14% der Fälle variable Decelerationen gegenüber nur 6% variablen Decelerationen im Kontrollkollektiv beobachtet wurden. Diese Zunahme der variablen Decelerationen steht in unmittelbarem Zusammenhang mit der Testdosis (Tabelle 2), denn vor der Applikation der Testdosis wurden bei dem betreffenden Kollektiv nur 5% variable Decelerationen festgestellt. Variable Decelerationen sind insbesondere unmittelbar nach Applikation der Testdosis zu beobachten, sie

Tabelle 1. CTG-Veränderungen unter Periduralanaesthesie (PDA) in der Eröffnungsperiode

	30 min nach Testdosis n = 346	30 min ohne PDA n = 131	
Decelerationen (alle Typen)	66% n = 229	68% n = 89	N.S.
Decelerationen (variable)	14% n = 47	6% n = 8	P < 0,05
Dip I	50% n = 174	59% n = 77	P < 0,005

Tabelle 2. CTG-Veränderungen unter Periduralanaesthesie (PDA) in der Eröffnungsperiode

	30 min nach Testdosis n = 346	30 min vor Testdosis n = 346	
Decelerationen (alle Typen)	66% n = 229	57% n = 197	P < 0,05
Decelerationen (variable)	14% n = 47	5% n = 16	P < 0,001
Dip I	50% n = 174	33% n = 113	P < 0,001

haben jedoch keinen Einfluß auf den Fetus. Die Kinder dieser 47 Geburten mit variablen Decelerationen unterscheiden sich bezüglich Apgar-Score und Nabelarterien-pH-Werten nicht von einem Normalkollektiv. Im Gegensatz zu anderen Untersuchern haben wir jedoch keine schweren CTG-Veränderungen unter Periduralanaesthesie finden können, insbesondere keine Spätdecelerationen oder schwere Bradykardien. Die in der Literatur z.T. beschriebene höhere Pathologie ist u.E. dabei auf folgende Faktoren zurückzuführen:

a) Keine konsequente Seitenlagerung.
b) Oxytocingaben in den ersten 30 min nach der Testdosis.
c) Keine Infusion vor einer Periduralanaesthesie.
d) Hohe Dosierung des Lokalanaestehticums (z.B. bei der single-shot-Methode oder bei zu kurzfristigen Repetitionsdosen).
e) Adrenalinzusatz zum Lokalanaestheticum

Prüft man den Einfluß der lumbalen Katheter-Periduralanaesthesie auf die fetale Herzfrequenz in der Austreibungsperiode in zwei Kollektiven mit und ohne Periduralanaesthesie mittels CTG-Score nach Hammacher, so besteht bei der Verteilung der Gesamtpunktzahl in den Gruppen mit und ohne Periduralanaesthesie in den letzen 30 min vor der Geburt kein Unterschied. Bei Untersuchungen über den Einfluß eines unter der Periduralanaesthesie aufgetretenen Vena-cava-Syndroms bei der Mutter auf den transcutan gemessenen Sauerstoffpartialdruck des Fetus konnte beobachtet werden, daß mit dem mütterlichen Blutdruckabfall eine Abnahme des transcutanen PO_2 auftritt und es somit zu einer fetalen Sauerstoffminderversorgung kommen kann. Soweit die Überlegungen zur Beeinflussung des Fetus.

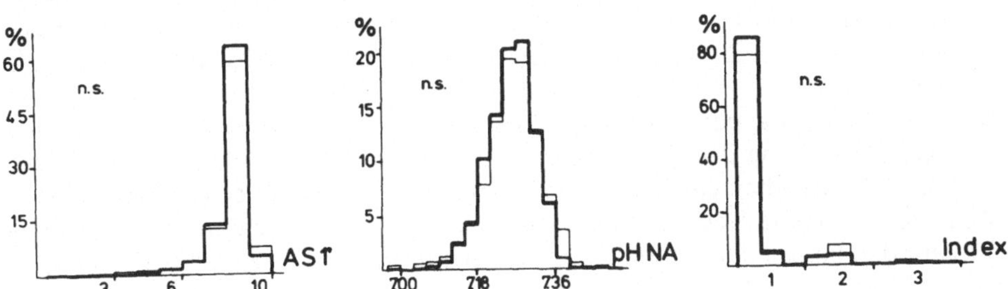

Abb. 1. Häufigkeitsverteilung der Einminuten-Apgar-Werte (*AS*1), der Nabelarterien-pH-Werte (*pH NA*) und der Neugeborenenindices (Index) bei einem Normalkollektiv mit und ohne Periduralanaesthesie (——— ohne Periduralanaesthesie, n = 624; ——— mit Perduralanaesthesie, n = 845)

4.2 Untersuchung des Neugeborenen – Apgar-Score und Blutgase

Um den Einfluß der Periduralanaesthesie auf das Neugeborene zu untersuchen, wurden an unserer Klinik ebenfalls zwei Normalkollektive ohne jegliche Risiken gebildet und die Häufigkeitsverteilung der Einminuten-Apgar-Werte, der Nabelarterien-pH-Werte und die Anpassung des Neugeborenen, ausgedrückt durch einen Index, ausgewertet (Abb. 1). Bei diesem Neugeborenenindex werden der Apgar-Score sowie die ersten sieben Lebenstage der Kinder einschließlich pädiatrischer Untersuchungen beurteilt. Dabei zeigte sich, daß bezüglich Apgar-Werten, Nabelarterien-pH-Wert und Anpassung des Neugeborenen in den ersten Lebenstagen kein Unterschied bei den Kollektiven mit und ohne Periduralanaesthesie besteht.

4.3 Operative Entbindungen

Welchen Einfluß hat nun die deutlich erhöhte vaginal-operative Entbindungsfrequenz unter Periduralanaesthesie auf das Neugeborene? Mit der Zunahme der vaginal-operativen Entbindungen konnte die Zahl der fortgeschrittenen Acidosen bei Neugeborenen mit aktuellen pH-Werten unter 7,10 erheblich gesenkt werden, und zwar bei den vaginal-operativen Entbindungen von 7,6% im Jahre 1973, vor Beginn der Periduralanaesthesieära, auf 1,3% im Jahre 1976 mit einem Anteil von 67% Periduralanaesthesie.

Dies liegt u.E. daran, daß durch weitgehend relaxierte Weichteile und ohne Zeitdruck durch eine Inhalationsnarkose die optimalen Voraussetzungen für eine vaginal-operative Entbindung gegeben waren. Damit hat die zunehmende Anwendung der Katheter-Periduralanaesthesie, die Änderung des geburtshilflichen Management in der Austreibungsperiode und die damit verbundene Zunahme der vaginal-operativen Entbindungen zu einer Verbesserung der kindlichen Resultate geführt.

4.4 Neurophysiologische Untersuchungen

Die untersuchten Parameter sind anerkannte Methoden zur Beurteilung des Zustandes von Fetus und Neugeborenem. Es ist jedoch in letzter Zeit in der Literatur zunehmend in Frage gestellt worden, ob sie eine ausreichende Beurteilung des Kindes ermöglichen. Es wird bezweifelt, ob damit geringe oder auch erst längerfristig wirksame Störungen erfaßt werden. Prechtl, Brazelton und Scanlon haben in neuerer Zeit neurophysiologische Untersuchungsverfahren entwickelt, die eine subtilere Beurteilung der Neugeborenen über einen größeren Zeitraum zulassen.

Für viele Medikamente, die in der Geburtshilfe verwendet werden und von denen man annahm, daß sie aufgrund von Apgar-Untersuchungen keinen Einfluß auf den Fetus haben, konnten mittels neurophysiologischer Untersuchungen dennoch diskrete Einwirkungen auf das Kind nachgewiesen werden. Bei diesen neurophysiologischen Untersuchungen werden u.a. die Reaktion und die Gewöhnung des Neugeborenen an taktile, akustische oder visuelle Reize, der Widerstand auf passive Bewegungen und der Saugreflex geprüft. Vor jeder Untersuchung wird der Schlaf/Wachzustand des Kindes angegeben.

Zwei Befunde von Scanlon sind dabei im vorliegenden Zusammenhang von besonderem Interesse. Diese Arbeitsgruppe hat Kinder von Müttern, welche unter der Geburt eine Periduralanaesthesie mit Mepivacain oder Lidocain hatten, verglichen mit Kindern, deren Mütter keine Medikamente erhalten hatten. Die Periduralanaesthesiegruppe zeigte einen höheren Anteil von Kindern, die Schwierigkeiten mit der Gewöhnung auf verschiedene Reize zeigten. Bezüglich der Muskelkraft und des Muskeltonus erhielt die Periduralanaesthesiegruppe weniger Punkte als die Gruppe ohne Medikamente. Tronick konnte jedoch zeigen, daß diese Effekte von Mepivacain zum großen Teil bereits am zweiten Tage verschwunden sind und es sich somit nur um vorübergehende Effekte handelt. Scanlon et al. (1976) haben schließlich in einer ähnlichen Studie Kinder untersucht, deren Mütter unter der Geburt eine Periduralanaesthesie – diesmal mit Bupivacain – erhalten hatten. Diese Kinder zeigten vergleichbare neurophysiologische Untersuchungsergebnisse wie die Kinder ohne Medikamentengabe. In einigen Tests schien sogar die Bupivacaingruppe besser abzuschneiden als die Kontrollgruppe, dieses Ergebnis war jedoch nicht signifikant. Die besseren Ergebnisse unter Bupivacain werden erklärt mit der geringeren Dosierung bei diesem Lokalanaestheticum, dem längeren Abstand von der letzten Injektion zur Geburt, der hohen Eiweißbindung im mütterlichen Blut und dem damit verbundenen geringerem placentaren Durchtritt.

5 Zusammenfassung

Bei Kenntnis aller Gefahren und ihrer Vorbeugung und bei richtiger Anwendung durch geschultes, in der Anaesthesie ausgebildetes Personal kann ein negativer Einfluß auf den Fetsus und das Neugeborene bei der Katheter-Periduralanaesthesie ausgeschlossen werden. Zu den Vorteilen der Katheter-Periduralanaesthesie sind zu zählen: Steuerbare Schmerzausschaltung, günstiger Einfluß auf

Sauerstoffversorgung, Atmung und Säurebasenhaushalt, relaxierte Weichteile. Es besteht kein Zeitdruck durch andere Anaesthesieverfahren, insbesondere bei Fetal-distress-Zeichen, und damit die optimale Voraussetzung für eine operative Geburtsbeendigung. Als Nachteile wären anzusehen: Ein erhöhter personeller Aufwand und für die Gebärende die konsequent einzuhaltende ständige Seitenlagerung.

Als Indikation für die Katheter-Periduralanaesthesie gilt die Ausschaltung von Geburtsschmerz bei nicht ausreichender Wirksamkeit einer psychologischen Führung, oder wenn eine niedrig dosierte medikamentöse Therapie nicht ausreicht. Weiter zählt dazu das mütterliche Risiko (z. B. kardiopulmonale Erkrankungen, Diabetes mellitus und EPH-Gestose) sowie das fetale Risiko, insbesondere das unreife Kind und die Placentainsuffizienz.

Literatur

Albrecht H, Morgenstern J, Strasser K (1977) Einfluß der Katheter-Periduralanaesthesie auf die Dauer der Austreibungsperiode, vaginal-operative Entbindungsfrequenz und den Neugeborenenzustand. In: Husslein H (Hrsg.) Gynäkologie und Geburtshilfe. München, Egermann, S. 107

Biehl D, Shnider, SM, Levinson G, Callender, K (1978) Placental transfer of lidocaine: effects of fetal acidosis. Anesthesiology 48:409

Brazelton TB (1973) Neonatal Behavioral Assessment Scale. Lippincott, Philadelphia

Diemer HP, Albrecht H, Frenken C, Morgenstern J, Strasser K (1981) Der Einfluß der lumbalen Katheter-Peridualanaesthesie auf der Herzfrequenz des Feten während der Eröffnungsperiode. XI. Deutscher Kongreß für perinatale Medizin, Stuttgart, G. Thieme

Harnacke P, Albrecht H, Strasser K, Morgenstern J (1976) Der Einfluß der lumbalen Katheter-Periduralanaesthesie auf die fetale Herzfrequenz in der Ausgangsperiode. Geburtshilfe u. Frauenheilkd. 36:722

Jouppila P, Jouppila R, Käär K, Merilä M (1977) Fetal heart rate patterns and uterine activity after segmental epidural analgesia. Br Gynaecol J 7:481

Moore D C, Bridenbaugh LD, Bagdi PA, Bridenbaugh PO (1968) Accumulation of mepivacaine hydrochlorid during caudal block. Anesthesiology 29:585

Prechtl JFR, Beintema D (1964) The Neurological Examination of the Full Term Infant. Clinics in Developmental Medicine, No. 12. London, Spastics Int. Med. Publ.

Scanlon JW, Brown WU, jr, Weiss JB, Alper MH (1974) Neurobehavioral responses of newborn infants after maternal epidural anesthesia. Anesthesiology 40:122

Scanlon, JW, Osterheimer GW, Lurie AO, Brown WU, Weiss JB, Alper MH (1976) Neurobehavioral responses and drug concentrations in newborn after maternal epidural anesthesia with bupivacaine. Anesthesiology 45:400

Strasser K, Huch R, Huch A. (1975) Der Einfluß der lumbalen Epiduralanästhesie unter der Geburt auf die Atmung und den kontinuierlich transkutan gemessenen pO2 der Mutter. In: Dudenhausen J, Saling E, Schmidt E (Hrsg.) Perinatale Medizin, Bd. VI. Thieme, Stuttgart, S. 105

Tronick E, Wise S, Ab H, et al. (1976) Regional obstetric anesthesia and newborn behavior; effect over the first ten days of life. Pediatrics 58:94

Lumbale Periduralanaesthesie mit Katheter-Technik, Wirkungsweise und Komplikationen

K. Strasser

1 Definition

Peridural- und Epiduralanaesthesie sind Synonyma und bezeichnen die Schmerzausschaltung durch Injektion des Lokalanaestheticums in den Extraduralraum.

2 Anatomische Vorbemerkungen

2.1 Anatomie des Periduralraumes

Der Periduralraum erstreckt sich vom Foramen magnum bis zum Hiatus sacralis, wo er durch das Ligamentum sacrococcygenum abgeschlossen wird. Er enthält als innere Begrenzung den Sack der Dura mater spinalis, der in der Gegend des zweiten Sacralwirbels endet. Die äußere Begrenzung besteht ventral aus dem Ligamentum longitudinale posterius und dorsal aus dem Ligamentum flavum und dem inneren Periost des Wirbelkanals. Der Periduralraum ist durch die Foramina intervertebralia, durch die die segmentär angeordneten Nerven den Wirbelkanal verlassen, mit dem Paravertebralraum verbunden. Außer den von einer Duramanschette umhüllten Nerven enthält der Periduralraum Fett- und Bindegewebe sowie größtenteils venöse Blutgefäße.

2.2 Schichten zwischen Haut- und Periduralraum

Bis zum Erreichen des Periduralraumes werden von der Nadel folgende Schichten durchwandert:

Haut, Subcutangewebe, Ligamentum supraspinale, Ligamentum interspinale, Ligamentum flavum.

Zwischen dem Ligamentum interspinale und dem Ligamentum flavum kann gelegentlich ein kleiner Zwischenraum bestehen, der besonders vom Anfänger fälchlicherweise als Periduralraum aufgefaßt werden kann. Der empfundene Widerstandsverlust ist hier jedoch nicht so deutlich wie nach dem Durchstecken des Ligamentum flavum.

3 Technik der Periduralanaesthesie

3.1 Vorbedigungen

Es müssen die Vorbedingungen einer modernen Geburtshilfe (Kardiotokogramm, Säure-Basen-Bestimmung, ständige Anwesenheit eines Arztes) und der Herz-Lungen-Wiederbelebung gegeben sein (Sauersstoffanschluß, Atembeutel, Atemmaske, Intubationsbesteck und Endotrachealtuben, Antihypotensiva, Sedativa, Muskelrelaxanzien).

Es ist wichtig, vor Beginn der Periduralanaesthesie sich davon zu überzeugen, daß das Punktionsmaterial sterilisiert wurde und unter den Kautelen der Asepsis vorbereitet wurde (Mundschutz und Kopfbdeckung des Hilfspersonals).

Nach Blutdruckkontrolle und Anlegen einer Infusion über eine intravenöse Kunststoffverweilkanüle wird der Rücken der Patientin gründlich mit einer alkoholhaltigen Lösung gereinigt und anschließend großflächig einschließlich der Beckenkammgegend desinfiziert. Der durchführende Arzt sollte die Regeln der Asepsis beachten, Mundschutz, Mütze und Handschuhe sind obligat. Die Unterlage, auf der die Patientin liegt oder sitzt, wird mit einem sterilen Tuch abgedeckt.

3.2 Durchführung der Punktion

Wir bevorzugen die Seitenlagerung der Patientin, da dies für die Mutter angenehmer und kreislaufgünstiger ist als die sitzende Position, die jedoch dem Anfänger eine etwas bessere Orientierung ermöglicht.

Eine vom Beckenkamm zur Wirbelsäule senkrecht verlaufende Linie trifft auf den Dornfortsatz des 4. Lumbalwirbels. Von dort orientiert sich die tastende Hand zum Zwischenwirbelraum zwischen dem 3. und 4. bzw. 2. und 3. Lumbalwirbel, den bevorzugten Punktionsstellen für die Periduralanaesthesie in der Geburtshilfe. In senkrechter Position zur Wirbelsäule bleiben der 2. und 3. Finger der tastenden Hand möglichst geschlossen (Abb. 1), da auf diese Weise vier Informationen gleichzeitig erhalten werden: cranialer und caudaler Dornfortsatz sowie links und rechts lateral der Dornfortsätze.

Es erfolgt nun die Lokalanaesthesie der Haut und des Punktionsweges bis in eine Tiefe von etwa 3 cm zwischen den Dornfortsätzen mit 0,5%igem Lidocain, um eine schmerzfreie Punktion des Periduralraumes zu ermöglichen. Die Haut wird mit einer 16 G-Nadel geschlitzt und die Tuohy-Nadel eingeführt. Diese kann beim Vorschieben leicht auf dem Zeigefinger der tastenden Hand reiten, wodurch ein laterales Abgleiten vermieden wird. Sobald die Tuohy-Nadel etwa 2 – 3 cm zwischen die Dornfortsätze vorgeschoben ist, wird der Metallmandrin entfernt.

Der Periduralraum wird unter Anwendung der Widerstandsverlustmethode aufgesucht. Wir verwenden dafür eine mit physiologischer Kochsalzlösung gefüllte, sehr leichtgängige 5 ml Einmalspritze. Andere Methoden bedienen sich der

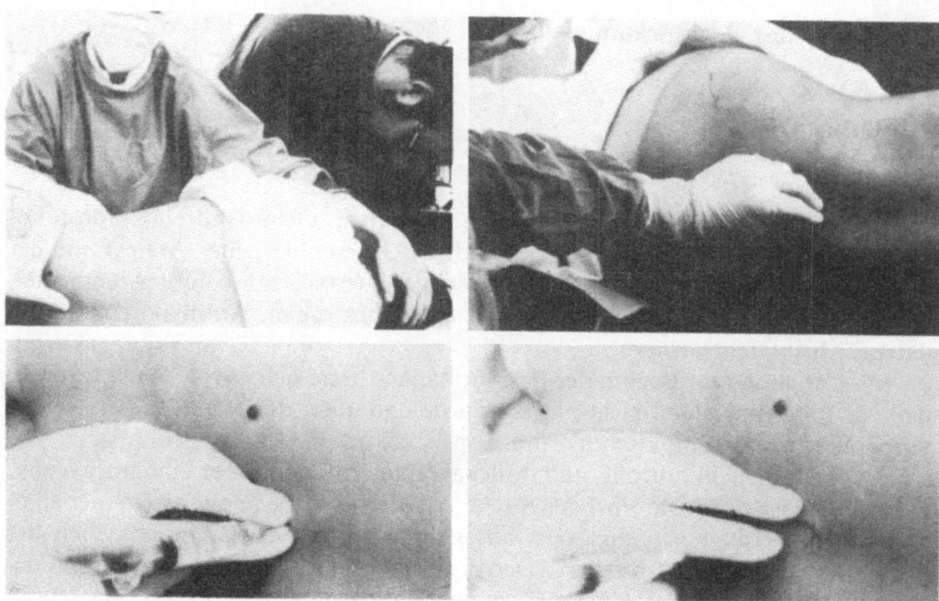

Abb. 1. A Die tastende Hand orientiert sich anhand des Beckenkammes über die Position von L 4 und nimmt diesen Punkt als Markierung zum Auffinden der Punktionsstelle, die meist bei L3/L4 oder L2/L3 liegt. **B** Beim Aufsuchen der Punktionsstelle bleiben die Finger 2 und 3 der tastenden Hand geschlossen. Dadurch ist ein Maximum an Information gewährt, nämlich gleichzeitig cranialer und caudaler Dornfortsatz sowie links und rechts lateral der Dornfortsätze. **C** Für die Durchführung der Lokalanaesthesie bleibt die tastende Hand in derselben Position. So ist sichergestellt, daß die Lokalanaesthesie den Weg erreicht, den die Tuohy-Nadel später wählt. **D** Die Lokalanaesthesie besteht aus einer Hautquaddel und einer leichten subcutanen Infiltration. Anschließend wird die Lokalanaesthesie-Nadel 2 bis 3 cm zwischen die Dornfortsätze vorgeschoben; nach prüfender Aspiration wird unter Zurückziehung der Spritze der Raum zwischen den beiden Dornfortsätzen und damit auch das Dornfortsatz-Periost lokalanaesthesiert. Eine exakte Lokalanaesthesie ist die Voraussetzung für ein schmerzfreies Einführen der Tuohy-Nadel. Zum Einführen wird die Tuohy-Nadel mit dem Schliff in craniale Richtung gestellt, damit man auf ein Drehen der Tuohy-Nadel im Periduralraum verzichten kann

mit der Luft gefüllten Spritze oder eines mit Luft gefüllten Ballons (McIntosh-Ballon).

Vor- und Nachteile der erwähnten Methoden heben sich wohl gegenseitig auf, so daß es letztlich von der persönlichen Einstellung des Anaesthesisten abhängt, welches Verfahren bevorzugt wird. Nachfolgend seien die Vorzüge und die Nachteile kurz aufgeführt:

1. Spritze mit Kochsalz gefüllt:
   Vorteil: Direkte Übermittlung einer jeglichen Widerstandsänderung durch die nicht komprimierbare Flüssigkeitssäule.
   Nachteil: Zurücktropfen des Kochsalzes kann Liquor vortäuschen (daher Kältetest, Glucose- und pH-Teststäbchen).
2. Spritze mit Luft gefüllt:
   Vorteil: Abtropfen von klarer Flüssigkeit weist eindeutig auf eine Duraperforation hin.

Nachteil: Wegen der Kompressibilität der Luft ist das Gefühl für die Widerstandsänderung nicht so deutlich wie bei einer kochsalzgefüllten Spritze.

3. Ballon mit Luft gefüllt:
   Vorteil: Beide Hände können abgestützt die Tuohy-Nadel vorschieben.
   Nachteil: Die Nadel wird schrittweise im Wechsel mit dem Aufblasen des Ballons vorgeschoben. Dieses diskontinuierliche Vorschieben ermöglicht unter besonderen Bedingungen das unbemerkte Durchwandern des Ligamentum flavum, um anschließend zur Duraperforation zu führen. Das Verfahren des sog. hängenden Tropfens sollte bei Schwangeren nicht eingesetzt werden, da hier das Phänomen des negativen Druckes im Periduralraum oft nicht gegeben ist.

Die Spritzen-Nadel-Einheit kann nach der herkömmlichen Methode vorgeschoben werden, wobei der Handrücken oder die Handkante am Patientenrücken liegen, der Daumen und der Zeigefinger die Spritzen-Nadel-Einheit fassen, dieser die Führung geben, und der Handrücken eine bremsende Funktion beim Vorschieben ausübt.

Der Autor bevorzugt den Federhaltergriff, wobei die Spritzen-Nadel-Einheit wie ein Federhalter bei pronierter Handstellung (Abb. 2) gehalten wird. Die Kanüle liegt zwischen dem Zeigefinger und Mittelfinger, die Spritze zwischen Daumen und Zeigefinger. Der Arm, die führende Hand und die Spritzen-Nadel-Einheit bilden eine Führungslinie. Die Richtung der vorschiebenden Kraft ist auf diese Weise gleich mit der Richtung der Vorwärtsbewegung. Der 5., 4. und 3. Finger üben eine bremsende Funktion beim Vorschieben aus. Die andere Hand tastet kontinuierlich die Widerstandsverhältnisse, ohne daß sie an der Vorwärtsbewegung aktiv beteiligt ist.

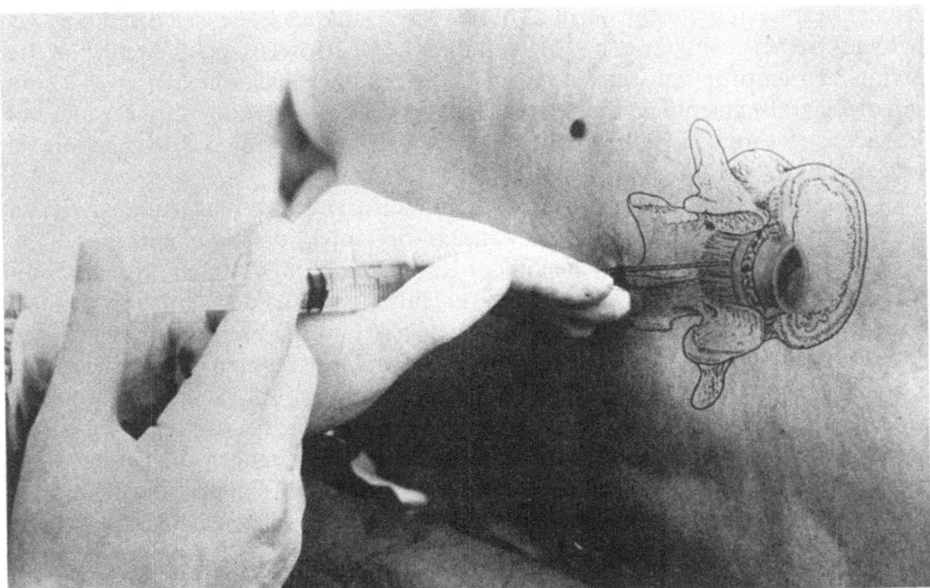

Abb. 2. Das Auffinden des Periduralraumes erfolgt nach der Methode des „Widerstandverlustes". Die Spritzennadeleinheit wird mit der rückennahen Hand im Federhaltergriff bei pronierter Stellung der Hand gehalten

Sobald der Schliff der Nadel das Ligamentum flavum durchstochen hat, tritt der Widerstandsverlust ein. Damit der gesamte Schliff der Kanüle im Periduralraum liegt, wird die Nadel nach Eintreten des Widerstandsverlustes unter Injektion von Kochsalz noch 1 – 2 mm vorgeschoben. Andernfalls gelingt das Einführen des Katheters nicht, da die Öffnung der Tuohy-Nadel noch teilweise durch das Ligamentum flavum verlegt ist. Die Injektion von Kochsalz soll dabei die Dura mater spinalis etwas nach ventral bewegen, um eine Duraperforation durch die Nadel zu vermeiden.

Der Periduralkatheter wird vor Einführen in die Tuohy-Nadel auf Durchgängigkeit geprüft und anschließend etwa 3 – 5 cm über die Tuohy-Nadel in den Periduralraum vorgeschoben. Danach wird die Nadel über den mit der Hand gut fixierten Periduralkatheter allmählich wieder entfernt. Eine Sicherheitsschlaufe wird gelegt und die Katheteraustrittsstelle steril abgedeckt. Der nach cranial über die Schulter geführte Katheter wird mit Pflaster auf dem Rücken der Patienten fixiert. Zwischen Katheterende und Injektionsspritze wird ein Bakterienfilter gesetzt und dieser mit dem Katheterende besonders auf einer Fixierplatte gesichert.

3.3 Dosierung des Lokalanaestheticums

Für die *vaginale Entbindung* kann Bupivacain als Mittel der Wahl angesehen werden. Seine Vorzüge sind: lange Wirkungsdauer, geringe Beeinflussung der Motorik, kein negativer Einfluß auf das Kind. In 0,25%iger Konzentration reichen in der Eröffnungsphase 6 – 8 ml für etwa 60 min. Der erste analgetische Effekt tritt nach ca. 5 min ein. Nach 15 – 20 min kann durch Kalt-Warm-Reize die Analgesiezone ausgetestet werden. In der Mehrzahl der Fälle ist nach dieser Zeit Schmerzfreiheit eingetreten. Nachinjektionen erfolgen erst, wenn wieder Schmerzen empfunden werden. In der Austreibungsphase reichen etwa 12 ml, um die Sacralsegmente zu blockieren. Bei der Kathetermethode sind Zusätze von Vasoconstrictoren nicht sinnvoll, da Nebenwirkungen auf die Wehentätigkeit und den Kreislauf möglich sind.

Um auch bei der *Sectio caesarea* die ungünstige Rückenlagerung zu vermeiden, befindet sich die Schwangere während der Injektion in Seitenlage.

Für die primäre Sectio reichen in der Regel 20 – 25 ml 0,5% Bupivacain. Fünf Minuten nach der Testdosis wird die erste Hälfte der Wirkdosis injiziert. Danach wird die Patientin auf die andere Seite gelagert und die zweite Hälfte gegeben. Die fraktionierte Gabe der Gesamtdosis bietet außerdem guten Schutz vor schweren toxischen Reaktionen.

Handelt es sich um eine Sectio bei einer Kreißenden, bei der schon eine Periduralanaesthesie unter der Geburt angelegt wurde, so genügen oft geringe Mengen, z. B. 12 – 14 ml des Lokalanaestheticums. In diesem Falle ist es wichtig, vor der Vervollständigung der Anaesthesie die Analgesiegrenzen beiderseits auszutesten. So können unnötig große Mengen und eine zu große Analgesieausbreitung vermieden werden.

Vor Beginn der Operation sollte auf jeden Fall die Ausdehnung der Anaesthesie überprüft werden. Dabei genügt es nicht, nur die Gegend des Hautschnittes zu testen; man muß sich vielmehr vergewissern, daß die craniale Analgesiegrenze mindestens bis Th 8, besser bis Th 6 reicht. Während der Operation ist der Operationstisch etwa 15° nach links gekippt, um ungünstigen Kreislaufreaktionen vorzubeugen.

4 Wirkung der Leitungsanaesthesie

4.1 Wirkung der Lokalanaesthetica

Natrium-Einstrom und Kalium-Ausstrom bilden die Voraussetzungen des für die fortgeleitete Erregung notwendigen Aktionspotentials. Der von Calcium-Ionen gesteuerte Natrium-Einstrom wird durch die Calcium-antagonistische Wirkung der Lokalanaesthetica vermindert und schließlich verhindert (Covino u. Vassallo 1976).

Da die Nervenmembran durch den Einfluß der lokalen Anaesthetica auf dem Niveau des Ruhepotentials stabil gehalten wird, können Lokalanaesthetica etwas vereinfacht als „Membranstabilisatoren" bezeichnet werden. Die Fähigkeit, in den Räumen mit unterschiedlicher Löslichkeitsqualität in Lösung zu gehen, erhalten Lokalanaesthetica durch die lipophile und die hydrophile Komponente und eng damit gekoppelt durch die Fähigkeit, in dissoziierter und in nichtdissoziierter Form vorzuliegen. Die lipophilen Nervenmembranstrukturen können nur von dem nichtdissoziierten Anteil der freien Base des Lokalanaestheticums passiert werden. Als schwache Basen besitzen Lokalanaesthetica einen pK-Wert zwischen 7,6 und 8,9. Bei einem pH-Wert von 7,4 ist der Anteil der nichtdissoziierten Form des Lokalanaestheticums kleiner als 50% und nimmt mit sinkendem pH-Wert noch weiter ab, so daß bei einer Gewebsacidose Lokalanaesthetica schlechter wirksam werden (Covino u. Vassallo 1976).

4.2 Wirkungsweise der Periduralanaesthesie

Das Lokalanaestheticum kann nach periduraler Injektion auf verschiedene Weise wirksam werden (Bromage 1969):

1. Diffusion durch die Durahüllen der Spinalnerven.
2. Blockade des paravertebralen Nervenanteiles nach Durchtritt durch das Foramen intervertebrale.
3. Subperineurale und nachfolgend subpiale Ausbreitung und Blockade der Peripherie des Rückenmarkes.
4. Diffusion durch die Dura mater spinalis und Eintritt in den Liquor.

Die Ausbreitung des Lokalanaestheticums im Periduralraum und damit die Ausdehnung der Analgesie hängt neben der Menge des injizierten Lokalanaestheticums von der Durchtrittsmöglichkeit durch die Zwischenwirbellöcher, von der Menge und Konsistenz des periduralen Gewebes und vom Füllungszustand des Venengeflechtes ab. Da diese Faktoren bei Schwangeren deutlich von der Norm abweichen können – der Periduralraum kann z. B. während der Wehe durch eine zunehmende Füllung der periduralen Venen kleiner werden –, ist es wichtig, die verabreichte Dosis des Lokalanaesthetikums so klein wie möglich zu halten.

5 Indikation und Kontraindikation der Periduralanaesthesie

5.1 Indikation

1. Ausschaltung des Geburtsschmerzes
2. Mütterliches Risiko (z.B. kardiopulmonale Erkrankungen, Stoffwechselerkrankungen, EPH-Gestose)
3. Fetales Risiko (z.B. Unreife, Placentainsuffizienz)
4. Dystokie

5.2 Kontraindikation

1. Nicht erfüllte Vorbedingung (s. Technik der Periduralanaesthesie)
2. Infektion der Punktionsgegend, schwere Allgemeininfektion
3. Coagulopathie
4. Hypovolämie bzw. drohende größere Blutung (z.B. Placenta praevia)
5. Allergie gegen Lokalanaesthetica
6. Ablehnung der Anaesthesie durch die Patientin
7. Sofortige Anaesthesie notwendig.

Früher galten als Kontraindikation die vaginale Entbindung bei Beckenendlage, bei Mehrlingen und bei vorangegangener Sectio (Beck 1968; Crawford 1972a; Law u. Ransom 1954; Little u. Friedmann 1958).

Unter der Voraussetzung einer differenzierten Dosierung bei Anwendung der Kathetermethode werden in der neueren Literatur diese geburtshilflichen Situationen nicht mehr als Kontraindikation angesehen (Crawford 1974a, b, 1975; Strasser u. Harnacke 1976). Sie erfordern jedoch vom Anaesthesist und Geburtshelfer sehr viel Erfahrung auf dem Gebiet der Periduralanaesthesie.

6 Komplikationen der Periduralanaesthesie

Akute vitalbedrohliche Komplikationen treten fast ausschließlich innerhalb der ersten 30 min nach einer Injektion auf.

6.1 Toxische Reaktion

Meist infolge versehentlich intravasaler Injektion wird eine zu hohe Konzentration des Lokalanaestheticums im Blut und damit ebenfalls im Gehirn erreicht.

Das schwere Bild der toxischen Reaktion geht mit plötzlich eintretendem Bewußtseinsverlust, verbunden mit tonisch-klonischen Krampfanfällen einher. Daneben werden Kreislaufdepressionen bis hin zum Herzstillstand beobachtet, die bei Anwendung langwirkender Lokalanaesthetica vom Amidtyp Reanimationszeiten von mehreren Stunden erforderlich machen können.

6.1.1 Symptome, Prophylaxe und Therapie

Ohrensausen, Doppelbilder, Schwindel und Taubheitsgefühl auf der Zunge sind Symptome einer milden toxischen Reaktion und können den möglicherweise drohenden toxischen Zwischenfall ankündigen. Der Patient sollte daher auf diese Anzeichen aufmerksam gemacht werden, da er sie anderenfalls unter Umständen als notwendige und normalerweise auftretende Begleitsymptome des Verfahrens auffassen könnte.

Neben der Befragung des Patienten nach diesen Frühsymptomen und der vorherigen Aspiration ist vor allem bei größeren Mengen von Lokalanaesthetica eine sehr langsame Injektion über mehr als eine Minute eine gute Prophylaxe gegenüber zu hohen Blutspiegeln infolge versehentlicher intravasaler Injektion. Folgende Therapiemaßnahmen sind bei schweren toxischen Reaktionen sofort erforderlich:

1. Sauerstoffbeatmung, meist Intubation,
2. Krampfdurchbrechung mit z. B. Diazepam in fraktionierten Dosen von 5 – 10 mg oder Thiopental in fraktionierten Dosen von 50 – 100 mg,
3. evtl. Relaxierung zur Krampfunterdrückung,
4. Kreislaufunterstützung mit Antihypotensiva, positiv-inotropen Substanzen, evtl. Herzmassage, Blindpufferung mit 150 ml Natriumbicarbonat, weitere Acidosebekämpfung nach Blutgasanalysen.

6.2 Totale Spinalanaesthesie

Die peridural zu applizierende Menge des Lokalanaestheticums wird versehentlich in den Liquorraum injiziert. In wenigen Minuten kommt es zu einer raschen, aufsteigenden Ausbreitung des Lokalanaestheticums mit Erreichen des Gehirns.

6.2.1 Symptome, Prophylaxe und Therapie

Die Vorboten sind wegen der raschen Ausbreitung des Lokalaestheticums im Liquorraum nur flüchtig und werden häufig nicht wahrgenommen bzw. übersehen. Neben der motorischen Blockade der oberen Extremitäten ist die Unfähigkeit des Patienten zu phonieren, die sog. Flüsterstimme, ein wesentliches Zeichen der aufsteigenden Lähmung. Kurz darauf stellt sich infolge weiterer Ausbreitung plötzlich Bewußtlosigkeit mit Atemstillstand und Herz- und Kreislaufversagen (Bradykardie, Blutdruckabfall, Herzstillstand) ein.

Wichtigste prophylaktische Maßnahmen sind Aspiration und Testdosis, die bei positivem Ergebnis die subdurale Nadel- bzw. Katheterlage anzeigen, bei negativem Ergebnis dies jedoch nicht ausschließen. Die Menge an Lokalanaestheticum sollte bei der Testdosis so groß sein, daß bei intrathecaler Applikation eine

Spinalanaesthesie sicher erkannt werden kann. Wir geben 15 mg Bupivacain (bei vaginaler Entbindung 6 ml 0,25%, bei der Sectio caesarea 3 ml 0,5%), wobei der Totraum des Bakterienfilters erst gefüllt werden muß. Darüber hinaus ist eine sorgfältige Überwachung des Patienten in den ersten Minuten nach der Injektion zur rechtzeitigen Erkennung dieser Komplikation erforderlich. Eine wichtige Hilfe ist die zwanglos geführte Unterhaltung mit dem Patienten, die den Arzt unter Umständen noch früh genug die auftretende Flüsterstimme erkennen und die richtigen therapeutischen Maßnahmen rechtzeitig ergreifen läßt.

6.2.2 Therapie

1. Sauerstoffbeatmung, meist Intubation
2. Kreislaufunterstützung mit Antihypotensiva und positiv-inotropen Substanzen
3. Gegebenfalls Herzmassage und Blindpufferung mit 150 ml Natriumbicarbonat, weiterer Acidoseausgleich nach Blutgasanalysen.

6.3 Massive Periduralanaesthesie

Das Lokalanaestheticum breitet sich im Periduralraum über die erwarteten Grenzen cranialwärts bis in den Cervicalbreich hin aus.

6.3.1 Symptome, Prophylaxe und Therapie

Die klassische Symptomatik der massiven Periduralanaesthesie ist die einer allmählich aufsteigenden und zunehmenden motorischen Lähmung mit den zunehmenden Symptomen der Ateminsuffizienz, ohne primären Bewußtseinsverlust und Beteiligung der Hirnnerven. Da das Lokalanaestheticum jedoch auch über die Dura mater in den Liquorraum diffundiert, können die Übergänge der massiven Periduralanaesthesie zur totalen Spinalanaesthesie fließend und nicht immer genau voneinander zu trennen sein. Als Zeichen der hohen Sympathicusblockade sind Miosis und Ptosis zu beobachten.

Als beste Prophylaxe muß die möglichst niedrige Dosierung angesehen werden. Vor allem sollten große Volumina nicht während der Wehe gegeben werden, da der Periduralraum während der Wehe verkleinert sein kann und es so zu einer größeren Ausdehnung der Anaesthesie kommen kann.

Die Therapiemaßnahmen sind gleichgerichtet wie bei der totalen Spinalanaesthesie.

6.4 Allergische Reaktionen

Die schwere allergische Reaktion, die wenige Minuten nach der Injektion das Bild eines anaphylaktischen Schocks infolge massiver Histaminfreisetzung zeigt, bedeutet eine akute Lebensbedrohung und erfordert eine sofortige Therapie:
1. Sauerstoffgabe bzw. Sauerstoffbeatmung
2. 1 – 2 g Methylprednisolon

3. Kreislauftherapie, Suprarenin fraktioniert 100 μg, evtl. Herzmassage und Blindpufferung mit 150 ml Natriumbicarbonat, weiterer Acidoseausgleich nach Blutgasanalyse.

Wenn auch die schweren Komplikationen mit einer Inzidenz von 0,04 – 0,06% (Hellmann 1965) selten sind, und Crawford (persönliche Mitteilung) 15000 Periduralanaesthesien in der Geburtshilfe überblickt, ohne totale Spinalanaesthesie und ohne massive Periduralanaesthesie, muß der Ablauf dieser schweren Komplikationen bekannt sein und der jeweilige verantwortliche Arzt die notwendigen Therapiemaßnahmen absolut beherrschen und rechtzeitig einleiten.

7 Komplikationen ohne direkte vitale Gefährdung

Zwei nicht ganz so bedrohliche, aber dennoch ernstzunehmende Komplikationen der Periduralanaesthesie sind der Hypotonus und die Duraperforation, die deshalb nachfolgend gesondert besprochen werden sollen.

7.1 Hypotonus

Infolge Sympathicusblockade besteht nach einer Periduralanaesthesie eine Kreislauflabilität. Die Häufigkeit der Hypotension wird bis zu 10% (Raabe u. Belfrage 1976) angegeben, schwere Blutdruckabfälle (RR 80 mm Hg) wurden in 1,3% (Hellmann 1965) beobachtet. Der Blutdruckabfall ist häufig mit einer Bradykardie verbunden. Die Schwangere gibt dabei meist Übelkeitsgefühl und Brechreiz sowie Benommenheit an. Neben der Präinfusion von 500 – 1000 ml Ringer-Lösung ist die Seitenlagerung der Schwangeren, bzw. das nach links Verlagern des Uterus eine wichtige prophylaktische Maßnahme zur Senkung, nicht jedoch Ausschaltung des Hypotensionsrisikos. Tritt ein Blutdruckabfall mit mütterlicher und/oder fetaler Gefährdung auf, so ist dieser sofort zu therapieren mit intravenöser Gabe von 10 mg Ephedrin oder 0,5 ml Akrinor. Im Gegensatz zu den α-Mimetica bewirkt Ephedrin einen Blutdruckanstieg ohne Verminderung des Blutflusses in der A. uterina. Da Akrinor eine Steigerung des Herzzeitvolumens ohne nennenswerten peripheren Effekt bewirkt, ist auch hier kein Nachteil auf den Fetus infolge Placentaminderperfusion zu erwarten. Vielmehr wurden Anstiege des fetalen PO_2 nach Akrinorgabe an die Mutter beobachtet (Strasser 1980a).

7.2 Duraperforation

Die Perforation der Dura mater spinalis mit der dicken Punktionskanüle stellt wegen der häufig auftretenden Kopfschmerzen eine unangenehme Komplikation dar. Innerhalb eines Teams von erfahrenen und auszubildenden Ärzten ergibt sich eine Häufigkeit von 1% (Strasser 1980b) bis 3,2% (Crawford 1972c), während bei erfahrenen Anaesthesisten mit Häufigkeiten von weit unter 1% zu rechnen ist.

Mehrere Maßnahmen sollten durchgeführt werden, damit die sehr belästigenden Kopfschmerzen, die bisweilen von Meningismus begleitet sein können, gemildert werden können. Neben der Flachlagerung für 24 – 48 h sollte eine enterale und parenterale Flüssigkeitszufuhr von etwa 3 l/Tag durchgeführt werden, falls keine Kontraindikationen (z.B. Gestose) bestehen. Als weitere, sehr effektive Maßnahme hat sich die peridurale Infusion von physiologischer Kochsalzlösung etwa 10 – 20 ml/Std für 24 – 48 h bewährt (Crawford 1972d; Strasser 1980b). Falls trotz dieser Maßnahmen die Kopfschmerzen weiterbestehen und sich evtl. sogar verschlimmern, bleibt als ultima ratio der sog. blood-patch, die Injektion von ca. 5 ml Eigenblut der Patientin epidural unter sterilen Kautelen.

Die häufig der Periduralanaesthesie angelasteten postpartalen Kopfschmerzen sind nicht häufiger als bei Geburten ohne Periduralanaesthesie (Grove 1973).

7.3 Entzündliche Reaktionen

Periduraler Absceß oder Meningitis sind im Zusammenhang mit der Periduralanaesthesie beschrieben worden, kommen aber auch ebenso als Spontanreaktionen ohne peridurale Anaesthesie vor, so daß der jeweilige Kausalzusammenhang meist schwer herzustellen ist. Dasselbe gilt für die Komplikation des periduralen Hämatoms, sofern normale Gerinnungsverhältnisse vorliegen.

7.4 Abgescherter Periduralkatheter

Dieser stellt solange keine Problematik dar, wie er keine Symptomatik verursacht. Erst eine entsprechende Symptomatik (Schmerzen, Entzündungszeichen, Paresen) bedarf einer entsprechenden Therapie, die auf jeden Fall mit dem Neurochirurgen abzusprechen ist.

Die Kenntnis der beschriebenen Komplikationen, ihrer Symptome und vor allem das Beherrschen ihrer Therapie müssen bei jedem Arzt vorausgesetzt werden, der die Perduralanaesthesie durchführt. Er muß genügend praktische Erfahrung mit der Maskenbeatmung und der Intubation sowie mit der Handhabung der für die Herz-Lungen-Wiederbelebung notwendigen Medikamente besitzen.

Ist diese Erfahrung vorhanden und werden die notwendigen Sicherheitsvorkehrungen beachtet, so sind auch die schweren Komplikationen der Periduralanaesthesie gut zu beherrschen und die Periduralanaesthesie zum Nutzen von Mutter und Kind einzusetzen.

Literatur

Beck L (1968) Geburtshilfliche Anästhesie und Analgesie. Thieme Stuttgart
Bromage PR (1969) The physiology and pharmacology of epidural blockade. Clin Anesth 2:46 – 61

Covino BG, Vassallo HG (1976) Local anesthetics, mechanisms of action and clinical use. Grune & Stratton New York

Crawford JS (1972a) Principles and practice of obstetric anaesthesia. Blackwell Scientific Publications, Oxford

Crawford JS (1972b) Lumbar epidural block in labour: A clinical analysis. Br J Anaesth 44, 66

Crawford JS (1972c) The second thousand epidural blocks in an obstetric hospital practice. Br J Anaesth 44:1277 – 1287

Crawford JS (1972d) The prevention of headache consequent upon dural puncture. Br J Anaesth 44:598 – 600

Crawford JS (1974a) Epidural analgesia and uterine rupture. Lancet I:361

Crawford JS (1974b) An appraisal of lumbar epidural blockade in patients with a singleton fetus presenting by the breech. J Obstet Gynaecol Br Cwlth 81:867 – 872

Crawford JS (1975) An appraisal of lumbar epidural blockade in labour in patients with multiple pregnancy Brit J Obstet Gynaecol 82, 929 – 935

Grove LH (1973) Backache, headache and bladder dysfunction after delivery. Br J Anaesth 4:1147

Hellmann K (1965) Epidural anaesthesia in obstetrics: A second look at 26.127 cases. Can Anaesth Soc J 12:398 – 404

Law RG, Ransom SG (1954) Anaesthesia in hospital breech desevery. Br Med J 562 – 564 I:4861

Little WA, Friedman EA (1958) Anesthesia for the twin delivery. Anesthesiology 19:515 – 520

Raabe N, Belfrage P (1976) Epidural analgesia in labour Acta Obstet Gynec Scand 55:305 – 310

Strasser K (1980a) Anaesthesia for operative obstetrics. Safety for the mother in obstetric anaesthesia. In: Crawford JS,Weaver JB, Wilday RJ (eds) Obstetric clinical care. Elsevier/North-Holland Biomedical Press, Amsterdam, p 169

Strasser K (1980b) Lumbale Periduralanästhesie in der Geburtshilfe – Ergebnisse anhand von 2171 Geburtsverläufen. Urban & Schwarzenberg, München Wien Baltimore

Strasser K, Harnacke P (1976) Ist die Peridural-Anästhesie bei der vaginalen Entbindung aus Beckenendlage, bei Mehrlingen und nach vorangegangener Sectio indiziert? Gynäkologe 9:207 – 210

Schlußwort

J. SCHNEIDER

Da die vorgesehene Zeit für das Symposion wesentlich überzogen ist, wird auf das vorbereitete Schlußwort verzichtet. Es werden lediglich vier Punkte nochmals hervorgehoben, die aus der Sicht des Geburtshelfers für künftige Überlegungen unter allen Umständen beachtet werden sollten.

1. Weiterentwicklung sämtlicher Anaesthesieverfahren und aller Präparate, die angewandt werden, um der Mutter während der Entbindung Erleichterung zu verschaffen, dürfen keine negative Beeinflussung der Wehentätigkeit mit sich bringen; zumindest sollte eine solche, wenn vorhanden, auf minimale Effekte herabgesetzt werden.

Desgleichen muß man darauf achten, daß sämtliche angewandten Substanzen darauf überprüft werden müssen, ob der intrauterine Restdruck nach einer Wehe nach längerer Anwendung der Präparate langsam ansteigt. Dies könnten die Geburtshelfer ebenfalls nicht verantworten.

Ebenso muß ständig weiterverfolgt werden, daß bei neu angewandten Präparaten die Blutungsgefahr aus der Sicht des Geburtshelfers nicht ansteigen kann. Dies spielt vor allem bei Kaiserschnittentbindungen eine große Rolle.

2. Die Periduralanaesthesie, die auch in unserer Klinik durchaus großzügig angewandt wird, darf natürlich die Komplikationsrate nicht erhöhen. Berichte, wie sie heute morgen vorgetragen wurden, über Uterusrupturen können wir nicht durch Erfahrungen aus unserem eigenen Klientel stützen, aber selbstverständlich muß vor allem bei vorausgegangenen Operationen am Uterus die Indikation mit größter Sorgfalt gestellt werden und auch nachher die Geburt sehr genau kontrolliert werden. Die Frage, inwieweit vor jeder Periduralanaesthesie während der Geburt ein Gerinnungsstatus durchgeführt werden muß, ist organisatorisch ein Problem. Einerseits haben wir selbst aufgrund eines Faktor-XIII-Mangels, der erst spät erkannt worden ist, vor kurzem eine gefährliche Erfahrung gemacht, andererseits können die Laborbefunde nicht zu jeder Tages- und Nachtzeit so schnell beschafft werden, wie das klinisch wünschenswert sein würde.

3. Die Kontrolle der besten Anaesthesieverfahren im Hinblick auf das Kind wird vermutlich in den nächsten Jahren noch weitere Forschungen erfordern. Ob die zur Zeit gängigen Nachuntersuchungsmethoden beim Kind ausreichend sind, dürfte, wenn man die internationale Literatur verfolgt, fraglich sein. Insbesondere die neurologischen Befunde beim Neugeborenen müssen vermutlich in das Kontrollsystem noch besser eingebaut werden, so z.B. Aufweckbarkeit, EEG, Reaktionsvermögen, Saugreflex, Stillverhalten und die sog. Geräusch- und Sensibilitätsgewöhnung. Wenn es dazu kommt, daß solche Teste beim Neugeborenen nicht nur in den ersten drei Lebensstunden, sondern in den nachfolgenden drei

bis fünf Tagen fortlaufend gemacht werden müssen, wird die Befundung durch Kinderarzt und Neurologe sicher noch wesentlich umfangreicher sein müssen und ebenfalls organisatorische Probleme mit sich bringen.

Hierzu gehört auch, daß der Apgar-Score, so groß der Fortschritt seinerzeit bei der Einführung war, heute in gewissem Sinn als veraltet angesehen werden muß. Herzfrequenz ist das wichtigste Symptom, Atmung das zweitwichtigste, Reflex das drittwichtigste, Tonus das vierte, die Hautfarbe kann wahrscheinlich vernachlässigt werden. Die Wichtigkeit der verschiedenen Symptome muß aber in künftigen Scores wahrscheinlich ebenfalls zum Ausdruck kommen.

4. Zusammenarbeit und Organisation des Kreißsaals. Wenn verschiedene Methoden gegeneinander abgewogen werden, sollte man an der Grundregel festhalten, daß in jedem Haus die Methode die beste ist, welche für Mutter und Kind die sicherste ist. Auch wenn man sich bemüht, ein möglichst breites Auswahlspektrum an Methoden für die Patientinnen anzubieten, so ist auch hier der Sicherheitsfaktor das oberste Kriterium.

In der Frauenklinik Hannover wird z.B. aus solchen Überlegungen der paracervicale Block nicht durchgeführt. Nicht unberücksichtigt darf bleiben, daß die Assistenzärzte in der Ausbildung sind und infolgedessen in allen Disziplinen die Sicherheit des einzelnen Assistenten bezüglich einer bestimmten Methode zu einem bestimmten Zeitpunkt unterschiedlich ist.

Die Beachtung einer familiengerechten humanen Atmosphäre in einem Kreißsaal, in welchem gleichzeitig technisch höchstes Niveau geboten werden muß, ist sicher ein Problem der nächsten Jahre, wo noch zahlreiche Erfahrungen gesammelt werden müssen.

Relativ wenig wurde auf diesem Symposion über das Problem der präpartalen Aufklärung bezüglich der Risiken unterschiedlicher Methoden diskutiert. Einerseits soll die Patientin vor der Geburt durch die psychosomatische krankengymnastische Vorbreitung und durch die Kontaktaufnahme mit dem Arzt und mit der Klinik entspannt werden. Andererseits ist es unter der Geburt nicht selten notwendig, Eingriffe durchzuführen, die Komplikationen mit sich bringen können. Unter der Geburt ist die Patientin psychisch in einem Ausnahmezustand, so daß umfassende Aufklärung oder gar Aufklärung über Risiken nur begrenzt möglich und verantwortbar ist. Versucht man, die Patientin vor einer Geburt zu ausführlich aufzuklären, so wird ihr Angstgefühl gesteigert und damit ärztlich ein schlechter Impuls gesetzt. Zu diesem Problem gehört auch, daß die Ärzte sorgfältig darauf achten sollten, daß Broschüren, die zur Information der Patientin dienen und von der einen oder anderen Klinik während der Schwangerenbetreuung ausgegeben werden, nicht dazu dienen dürfen, die geburtshilfliche Betreuung in einem Krankenhaus, bzw. die dort durchgeführten anaesthesiologischen Methoden als die besten Methoden überhaupt darzustellen. Die Verunsicherung der Patientinnen und die dadurch ausgelösten Reaktionen sind gesundheitspolitisch und auch im Hinblick auf ärztliche Standespflichten häufig nicht vertretbar.

Sachverzeichnis

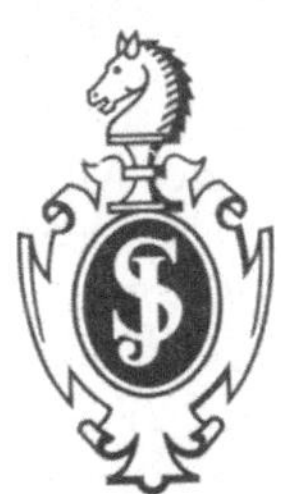

H. Lutz, R. Meudt

Ultraschallfibel

1981. 121 Abbildungen, 16 Tabellen.
IX, 144 Seiten
DM 58,–
ISBN 3-540-10165-9

Muskelrelaxanzien

Herausgeber: F. W. Ahnefeld, H. Bergmann, C. Burri, W. Dick, M. Halmágyi, G. Hossli, E. Rügheimer
Unter Mitarbeit zahlreicher Fachwissenschaftler
1980. 104 Abbildungen, 37 Tabellen.
XI, 281 Seiten. (Klinische Anästhesiologie und Intensivtherapie, Band 22)
DM 78,–
ISBN 3-540-10365-1

Neue Aspekte in der Regionalanaesthesie 1

Wirkung auf Herz, Kreislauf und Endokrinium
Postoperative Periduralanalgesie
Herausgeber: H. J. Wüst, M. Zindler
1980. 97 Abbildungen, 37 Tabellen.
XIV, 196 Seiten. (Anaesthesiologie und Intensivmedizin, Band 124)
DM 68,–
ISBN 3-540-09500-4

L. Wille, M. Obladen

Neugeborenen-Intensivpflege

Grundlagen und Richtlinien
Unter Mitarbeit von H. E. Ulmer
2., neubearbeitete Auflage. 1979.
49 Abbildungen, 76 Tabellen.
XXIII, 368 Seiten. (Kliniktaschenbücher)
DM 29,80
ISBN 3-540-09492-X

Regionalanaesthesie in der Geburtshilfe

Unter besonderer Berücksichtigung von Carticain
Herausgeber: L. Beck, K. Strasser, M. Zindler
1978. 19 Abbildungen, 24 Tabellen.
IX, 94 Seiten. (Anaesthesiologie und Intensivmedizin, Band 113)
DM 36,–
ISBN 3-540-08828-8

G. Sehhati-Chafai

Zum Problem der Aspiration bei der Narkose

Intraluminales Druckverhalten im Oesophagus-Magen-Bereich
1979. 27 Abbildungen, 55 Tabellen.
X, 99 Seiten. (Anaesthesiologie und Intensivmedizin, Band 115)
DM 36,–
ISBN 3-540-09162-9

Springer-Verlag
Berlin
Heidelberg
New York

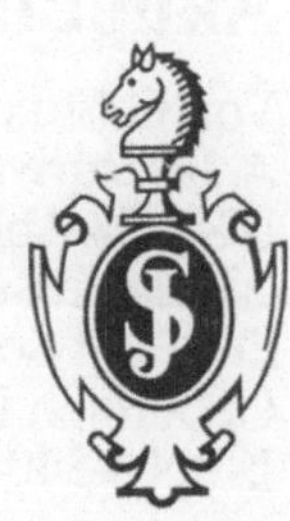